Altin Goxharaj
Hodo Celo
Stelian Buzo

Tiroidite autoimune como causa de disfunção da tiroide

Altin Goxharaj
Hodo Celo
Stelian Buzo

Tiroidite autoimune como causa de disfunção da tiroide

ScienciaScripts

Imprint

Any brand names and product names mentioned in this book are subject to trademark, brand or patent protection and are trademarks or registered trademarks of their respective holders. The use of brand names, product names, common names, trade names, product descriptions etc. even without a particular marking in this work is in no way to be construed to mean that such names may be regarded as unrestricted in respect of trademark and brand protection legislation and could thus be used by anyone.

Cover image: www.ingimage.com

This book is a translation from the original published under ISBN 978-620-2-00508-1.

Publisher:
Sciencia Scripts
is a trademark of
Dodo Books Indian Ocean Ltd. and OmniScriptum S.R.L publishing group

120 High Road, East Finchley, London, N2 9ED, United Kingdom
Str. Armeneasca 28/1, office 1, Chisinau MD-2012, Republic of Moldova, Europe
Printed at: see last page
ISBN: 978-620-7-78453-0

Índice:

Tiroidite autoimune

Capítulo 1

1. ALTIN Goxharaj:
Médico bioquímico do laboratório clínico, Hospital Regional "Omer Nishani"

O sistema endócrino é constituído por vários órgãos e tecidos que produzem, mantêm e segregam hormonas diretamente na corrente sanguínea. A glândula tiroide faz parte deste sistema. A tiroide sintetiza e liberta hormonas sanguíneas que são responsáveis por uma variedade de funções e afectam de forma crucial o aumento, o desenvolvimento, a diferenciação, o funcionamento do sistema nervoso e a organização das reservas de energia. A disfunção da tiroide pode dever-se à falta de iodo na alimentação, ao cansaço físico, ao stress mental, a defeitos genéticos, a infecções, a doenças (sobretudo auto-imunes) ou a efeitos secundários de medicamentos utilizados para curar várias doenças, bem como a substâncias diferentes dos alimentos obtidos através da alimentação que interferem com a biossíntese da tiroide. O aumento da glândula tiroide (canina) pode ser o primeiro sintoma. O aumento pode ser global ou sob a forma de articulações. Embora, em geral, os estromas sejam benignos, devem ser sempre verificados pelo médico, pois podem ser sintomas de alguma doença grave, como o cancro. A doença da tiroide progride lentamente e de forma despercebida, pelo que uma pessoa pode sofrer durante anos e não o perceber. Salientamos que as doenças da tiroide têm maior probabilidade de serem tratáveis e que a sua deteção precoce pode ser acompanhada de danos imprevistos no desenvolvimento mental, no metabolismo do corpo, na frequência cardíaca (fertilidade), na visão prejudicada, etc. Tal como acontece com a maioria das doenças, também neste caso, quando é detectada precocemente, os resultados do tratamento são melhores. Normalmente, a tiroide não saudável produz hormonas em excesso, o hipertiroidismo, enquanto a produção de hormonas da tiroide é insuficiente, o hipotiroidismo. As doenças mais comuns da glândula tiroide são a tiroidite de Hashimoto e a doença de Graves. Ambas são doenças auto-imunes, os auto-anticorpos diretamente contra os antigénios pertencem à classe IgG. A doença de Hashimoto é oito vezes mais prevalente nas mulheres do que nos homens e geralmente causa hipotiroidismo. A doença de Graves é mais prevalente nas mulheres do que nos homens, causando normalmente hipertiroidismo. A principal causa é a persistência de anticorpos anti-recetor de TSH. As directrizes recomendam que as mulheres no pós-parto sejam monitorizadas através de exames laboratoriais, TSH, T4 livre, anti-TPO.

Capítulo 2

2. Dados teóricos sobre a morfologia e as funções da glândula tiroide

2.1. Anatomia da glândula tiroide

A tiroide é uma glândula com secreção interna (endócrina). Do ponto de vista anatómico, a tiroide está localizada abaixo da fúrcula, na parte anterior da traqueia em ferradura (3,4). É constituída por dois lóbulos que se unem lateralmente por um istmo, por vezes ausente. Pesa 15-30 gr ou 0,35 gr por kg de peso corporal (3).

De acordo com os dados da anatomia patológica do hospital "Madre Teresa", com idades compreendidas entre os 16 e os 90 anos, o seu peso nas mulheres era de 39,9 gr, nos homens de 38,8 gr. O comprimento de um lobby é de 6 cm, a largura de 4 cm e a espessura de 2 cm. O lóbulo direito é normalmente maior. A tiroide é um dos organismos mais vascularizados do corpo. O fornecimento de sangue é efectuado a partir das artérias superiores esquerda e direita da tiroide.

O sangue dirige-se para as veias tiróideas superiores esquerda e direita e para as veias tiróideas inferiores direita e esquerda.

2.2. Histologia da glândula tiroide

Os lóbulos da tiroide são formados por lóbulos, que são criados pela união de muitos folículos. O folículo constitui a formação estrutural e funcional. É constituído por uma sequência de células foliculares (tiroides), que limitam uma cavidade central, denominada espaço folicular (preenchido com coloide). As células foliculares são classificadas como cercas, a partir do topo estão em contacto com o coloide e têm microvilosidades, enquanto na sua base estão em contacto com o vaso sanguíneo. A glândula tiroide contém dois tipos de células funcionais: as células foliculares e as células parafoliculares. As células foliculares apoiam-se na membrana basal e produzem hormonas tiroideias. As hormonas produzidas são depois depositadas na tiroide coloide, enquanto as células foliculares se situam entre a membrana basal e as células foliculares ou entre os folículos. As células parafoliculares produzem a hormona de cálcio, razão pela qual estas células são frequentemente designadas por células C.

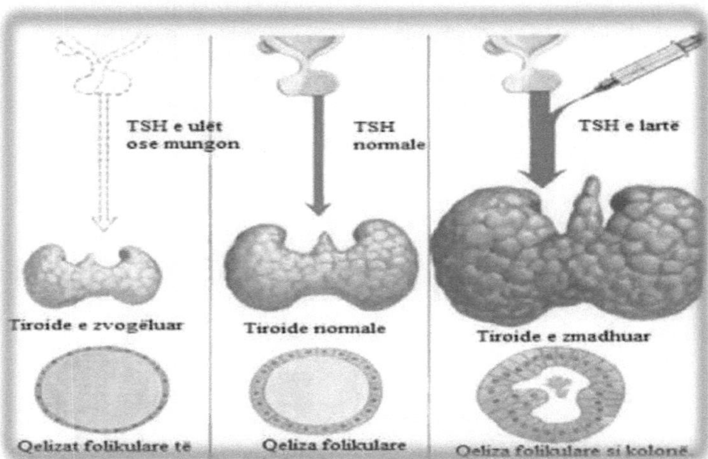

Fig 2.1 imagem histológica da glândula tiroide

2.3. Fisiologia da glândula tiroide

A glândula tiroide é responsável pela síntese das suas hormonas, o triiodotirão T3 e o tetra-triiodotirão T4. Estas hormonas são derivadas da tirosina. O T3 constitui 1/5 da secreção tiroideia e 4/5 são a consequência da desidratação periférica do T4 (6)

A calcitonina sintetizada pela célula C desempenha um papel fundamental no metabolismo fosfocálcico, desempenhando um papel hipocalcémico e hipofosforescente. A produção das suas hormonas é controlada por um mecanismo de feedback negativo a partir do eixo hipotálamo-hipófise. O hipotálamo produz TRF (Thyreotropin releasing fator) que promove a síntese de TSH (a hormona estimulante da tiroide) na parte anterior da glândula pituitária. A concentração dos níveis de hormonas da tiroide depende do nível de ingestão alimentar de iodo (J) no organismo (6,7).

2.4. *Fisiopatologia da glândula tiroide*

As patologias mais comuns observadas na prática clínica como resultado de uma boa disfunção da tiroide são:

-hipotiroidismo, devido à diminuição da síntese da hormona tiroideia,

-Hipertiroidismo devido ao aumento da síntese das hormonas da tiroide,

Nos recém-nascidos e nas crianças de tenra idade podem encontrar-se infantilismo, nanoglandularidade, cretinismo e atraso grave dos nervos (6).

Capítulo 3

3. Hormonas da hormona tiroideia, sua aplicação clínica

3.1. Definição de Hormonas: A Hormona Total

As hormonas são compostos orgânicos que são produzidos (sintetizados) por glândulas de secreção interna. A produção de hormonas pelas glândulas de secreção interna ocorre em resposta a um estímulo definido (estímulos) (6). As hormonas exercem a sua ação fisiológica e bioquímica ao nível de órgãos específicos. Estes órgãos, do ponto de vista da ação hormonal, são designados por órgãos "alvo". Sob a ação das hormonas, estes regulam a sua atividade enzimática e, consequentemente, a sua atividade fisiológica, a atividade normal a que se destinam. As hormonas são segregadas pelas glândulas endócrinas em concentrações muito pequenas diretamente na corrente sanguínea. A baixa concentração de hormonas no sangue é uma das principais características clínicas das hormonas. Apesar da sua concentração muito baixa no sangue, as hormonas são capazes de afetar ao máximo os processos metabólicos. O efeito das hormonas nos processos metabólicos é conseguido através de um ajuste da atividade e da concentração do sistema enzimático. Outro mecanismo de ação é o controlo da síntese e secreção de outra hormona, pela célula, que tem sido um sinal da hormona. A estrutura química das hormonas é variada. Do ponto de vista da estrutura química, as hormonas podem ser classificadas (8, 9, 10):
- a) hormonas derivadas de aminoácidos simples,
- b) péptidos de hormonas de baixo peso molecular,
- c) hormonas de proteínas,
- d) hormonas com moléculas diferentes, como é o caso dos esteróides.

O mecanismo de ação das hormonas baseia-se na teoria dos receptores. Os receptores são moléculas específicas localizadas na membrana celular do sinal. Através destas moléculas (receptores), a célula "sinal" pode reconhecer e extrair informações de diferentes hormonas.

Diferentes hormonas podem estar ligadas às paredes da membrana plasmática da célula "sinal", mas apenas a ligação que ocorre em receptores específicos é capaz de ativar o sistema de resposta intracelular.

Os receptores podem também ser definidos como uma molécula ou um conjunto de moléculas que interagem como ligações específicas (específicas) com a molécula da hormona, formando assim o complexo hormona-recetor (10).

A parte sensível da membrana plasmática, local de ação das hormonas peptídicas e das catecolaminas, está localizada na superfície interna da membrana plasmática, onde estão localizados os receptores específicos. A ação destes receptores está relacionada com a ativação da enzima adenilciclase, que se encontra localizada nas paredes internas da membrana citoplasmática (8). Esta enzima catalisa a transformação do ATP (adenosina-trifosfato) em AMP-cíclico, que se autodefine como o segundo mensageiro.

O centro das hormonas da tiroide e das hormonas esteróides (sita) situa-se ao nível do núcleo.

As hormonas esteróides ligam-se aos receptores correspondentes, que são as proteínas digeríveis no meio citoplasmático, e penetram no núcleo. Após a penetração no núcleo, estas hormonas exercem a sua ação ao nível dos genes, favorecendo a síntese de proteínas.

3.2. O sistema hipotálamo - hipófise

O hipotálamo está situado na base do cérebro, na glândula pituitária. O hipotálamo está ligado à glândula pituitária pela glândula pituitária. O hipotálamo é uma estrutura neuroendócrina que contribui para a regulação da função da glândula pituitária. Ao mesmo tempo, o hipotálamo desempenha outras funções neurocientíficas. A principal ação do hipotálamo é a regulação da atividade hipofisária, que é realizada através de neuro-hormonas. As neuro-hormonas são conjunções peptídicas, denominadas factores de regulação ou "factores de libertação". Estas neuro-hormonas são sintetizadas pelos neurónios do hipotálamo e seguem para a hipófise anterior através da circulação portal hipofisária, definindo assim a libertação das respectivas hormonas hipofisárias (11).

As hormonas do hipotálamo dividem-se em dois grupos (12):
- o primeiro grupo inclui as hormonas estimulantes ou estimuladoras (hormonas de libertação)
- o segundo grupo inclui as hormonas bloqueadoras, inibidoras e inibidoras.

Estas hormonas são:
- TRH (Hormonas libertadoras de tireotropina)
Esta hormona é, por natureza química, um tripeptídeo. A TRH provoca a libertação da hormona estimulante da tiroide (TSH) e exerce uma libertação estimulante, estimulante, de prolactina.
- LH-RH (Luteinizing Releasing Hormone) Libertador da hormona luteinizante
Esta hormona, por natureza química, é um decapeptídeo que desempenha uma função estimulante na libertação da gonadotrina LH. Em menor grau, a hormona LH-RH pode ser considerada como libertadora ou estimulante da libertação de FSH (hormona folículo-estimulante). A hormona LH-RH pode ser considerada como "libertadora" apenas para as gonadotrofinas LH e FSH. Por este motivo, nalguns casos, é designada por "hormona libertadora de gonadotropinas" GmRH ".
- CRF (Fator libertador de corticotropina)
É um fator que contribui para a estimulação da libertação da hormona corticotrópica ACTH.
- GH-RF (Fator de libertação da hormona do crescimento)
No fundo, é o fator que controla a síntese e a estimulação da libertação da hormona do crescimento ou a secreção da hormona somatotrópica.
- GHR-IH (Hormona inibidora da libertação da hormona do crescimento)
Este conjuntivo hormonal é também designado por somatostatina. Quanto à estrutura química, a somatostatina é um polipeptídeo com 14 aminoácidos, que inibe, reprime e liberta a hormona somatotrópica (hormona do crescimento). Esta combinação tem a capacidade de inibir, refrear e também as hormonas do pâncreas (insulina e glucagon), bem como algumas hormonas gastrointestinais.
- PIF (Fator Inibidor da Prolactina) e PRF (Fator de Libertação da Prolactina)
Existem dois factores que controlam a secreção hipofisária de prolactina. A estrutura bioquímica destas duas hormonas ainda não é clara. Alguns estudos recentes classificam-nas no grupo dos péptidos de baixo peso molecular.

1.3. *Hormona Tireotrop (TSH)*

A TSH é uma hormona produzida pelos lobos anteriores da adenohipófise (13). Do ponto de vista da estrutura bioquímica, a tiotropina é uma glicoproteína de peso molecular de 2800 Dalton. Esta molécula é composta por duas subunidades para além da composição química. Estas duas subunidades são designadas por alfa (a) e beta (P).
As acções biológicas da hormona Tireotropina são múltiplas (14):
-A TSH exerce a sua ação biológica na glândula tiroide, que lhe serve de alvo.
-O TSH promove o crescimento da glândula tiroide.
-O TSH favorece o transporte de iodo inorgânico no sangue, que por si só é um microelemento dos mais importantes no corpo humano.
-O TSH acelera as reacções de conversão do iodo inorgânico em iodo orgânico hormonal.
-O próximo problema da TSH é o alívio da libertação e secreção da hormona da tiroide na circulação, um mecanismo que é realizado através da proteólise da Tireoglobulina.

1.4. *Ajustar a secreção de TSH e o seu significado clínico*

Vários e múltiplos estudos observaram que a regulação da TSH é efectuada através de um mecanismo de feedback nevrálgico (15,16). As hormonas tiroideias Triadtironina T3 e Tiroxina T4, depois de libertadas pela tiroide, actuam ao nível do hipotálamo-hipófise inibindo a secreção de TRH e TSH. Quando os níveis de T3 e T4 são baixos na circulação, há um aumento da excreção ao nível do hipotálamo, onde é segregada a TRH, que actua sobre a hipófise, acompanhando esta ação com a estimulação da TSH.
Outro mecanismo de regulação consiste em inibir a libertação de hormonas da tiroide, interferindo com o hipotálamo através da secreção de somatostatina.
A determinação do nível de TSH no plasma ou no soro é aplicada na prática clínica para diferenciar o hipotiroidismo primário do hipotiroidismo secundário (16). Ao mesmo tempo, a definição de TSH é muito importante para o diagnóstico de hipotiroidismo congénito em recém-nascidos e também para acompanhar ou monitorizar a terapêutica com hormonas da tiroide.
Nestas patologias, observam-se valores elevados de TSH sérico/plasmático:

- adenoma da hipófise,
- hipotiroidismo primitivo que pode ser congénito ou adquirido,
- Utilização de certos medicamentos que contêm iodo na sua composição, nomeadamente clorpromazina, metaclopramida, aloperidol, amiodarona, agentes de contraste contendo iodo.
As principais patologias em que o nível de TSH no soro / plasma é baixo são
- hipopituitarismo associado a hipotiroidismo secundário,
Hipotiroidismo terciário,
Síndrome do doente eutiroideu,
- Utilização de uma categoria de medicamentos como os glucocorticóides, a dopamina, a bromocriptina, a L-Dopa, a morfina,
- estimulação do nível de TSH no soro / plasma e no primeiro trimestre da gravidez,
Os valores baixos de TSH falso-negativo no soro / plasma também são encontrados em doenças auto-imunes.
Relativamente aos valores normais de TSH, estes dependem da técnica e da tecnologia analítica utilizadas.
No método de determinação da TSH com imunofluorescência polarizada, os valores normais de TSH são 0,25 - 5 pIU / ml.
Na técnica ELISA, os valores normais de TSH situam-se no intervalo de 0,4 a 6 pIU / ml.
No método de imunocluorescência com placas de microcelulose, os valores normais resultam entre 0,4 - 4,5 pUI / ml.
Na técnica electroquimioluminosa as taxas resultam entre 0,4 - 4,2 pIU / ml.
É por esta razão que a Federação Internacional de Bioquímica Clínica (IFCC) recomenda que cada laboratório, de acordo com a tecnologia disponível e as condições da população que cobre, determine o intervalo normal dos valores normais.

1.5. Hormonas da glândula tiroide

A principal função da glândula tiroide é a produção e secreção das suas principais hormonas, a Tiroksina T4, o Triiodotirão T3 e a Calcitonina. Estas hormonas, tal como são produzidas pelas glândulas tiroide, são segregadas na circulação sob a forma dos seus metabolitos activos (17). Na sua forma ativa, estas hormonas desempenham um papel muito importante nos processos metabólicos do organismo. A hormona ativa metabólica mais importante é a tirosina T4. A tiroxina é responsável por cerca de 93% da produção de hormonas da tiroide, enquanto os restantes 7% pertencem à triiodotironina T3. A trijoditiroxina é mais potente como ação hormonal, mas a sua concentração plasmática é inferior à da tiroxina, enquanto a sua esperança de vida biológica é mais curta, o que faz com que o seu efeito hormonal seja menor. Estas são as razões pelas quais a tiroxina T4 é a hormona da tiroide mais importante.

1.6. Metabolismo do iodo e síntese das hormonas da tiroide

O iodo é um microelemento dos mais importantes no organismo. É um microelemento ativo, uma vez que participa na síntese da hormona triodothyronine. O iodo é retirado do organismo através da alimentação. Em condições fisiológicas, o iodo ingerido através da alimentação é inicialmente reduzido ao trato digestivo. Após a redução neste trato, o iodo é absorvido no intestino delgado e, após este processo, é utilizado em diferentes vias metabólicas. Em condições normais, a concentração de iodo no organismo, medida pelo método colorimétrico, situa-se entre 4 pg/dl -8 pg/dl. A maior quantidade de excesso de iodo, cerca de 60% a 80%, é excretada, eliminada através dos rins. O metabolismo do iodo e a síntese das hormonas da tiroide passam por várias fases (18). Cronologicamente, estas etapas podem ser descritas:
Captura de Jodine
O iodo obtido através da dieta, após uma variedade de processamento químico e enzimático no trato digestivo, estômago, duodeno, é absorvido nos intestinos sob a forma de Jodur J-. Uma vez libertado, o iodo é captado pelas células foliculares da glândula tiroide. Esta captação, este processo ocorre com o mecanismo de bombeamento ativo do iodo, que é conhecido como a terminologia "jod trapping". Este processo em si é bastante complexo e influencia factores importantes como (19, 20):
-1-   Atividade da TSH, que promove a captação de iodo das células foliculares.

-2-   A lama de iodo actua com o mecanismo inibidor na captação de iodo pelas células foliculares da tiroide.

-3-   A deficiência de iodo estimula as células foliculares da tiroide a captarem o máximo de iodo possível.

-4- Formação de Tiroglobulina

A tiloglobulina é uma glicoproteína de grande peso molecular. O seu peso molecular é de 66.000 Dalton. A tiroglobulina é sintetizada nas células foliculares da glândula tiroide e, após a síntese, é segregada em coloide por processo exocitótico.

 -5- Oxidação do iodo

A oxidação do iodo é realizada através de uma reação enzimática. Esta reação enzimática é catalisada pela enzima peróxido-hidrogenase, que está presente na membrana apical dos tirosídeos. Sob a ação catalítica desta enzima, é possível oxidar o iodeto e substituir o hidrogénio, que se encontra no anel cíclico da tirosina. Só na sua forma oxidada é que o iodo se pode ligar à posição do aminoácido tirosina, que se encontra na molécula de Tiroglobulina.

-6- Iodização da tirosina e formação de hormonas da tiroide

Durante o processo de iodação da tirosina na composição da tiroglobulina, forma-se inicialmente tirosina em monocamada (MJT) ou diiodtrozina (DJT). Numa fase posterior, uma molécula de dioditirosina (DJT) é ligada a outra molécula de ditirosina (DJT), resultando na formação de tetraciclina-tirosina (T4). Quanto à formação da tirosina triiónica (T3), esta é formada por uma diiodistrozina da qual se dissocia uma molécula de mono-hidrogénio-tirosina. Uma dieta pobre em iodo está associada a uma diminuição da produção e da secreção das hormonas da tiroide. Nestas condições, verifica-se um aumento da secreção de TSH (hormona-tiroestimulante), associado a uma hipertrofia da glândula tiroide. Um baixo valor dietético de iodo durante muito tempo está associado a um aumento do volume da tiroide. Este fenómeno anatómico é designado por picada e está associado ao hipotiroidismo (diminuição da função da tiroide).

1.7. Transporte das hormonas da tiroide

O transporte das hormonas da tiroide é efectuado de duas formas:
- a- associado às proteínas plasmáticas do sangue.
- b- em estado livre.

Do ponto de vista bioquímico, a forma livre das hormonas da tiroide é a parte ativa responsável pelos seus efeitos (8, 9, 10).

No que diz respeito à concentração da hormona tiroideia no estado livre no plasma sanguíneo, esta apresenta-se com uma percentagem muito pequena. Esta percentagem representa cerca de 0,1% de todas as concentrações de hormona tiroideia no plasma.

s hormonas da tiroide associadas às proteínas de transporte encontram-se na sua forma inativa, sem qualquer efeito atuante, e neste estado atingem o tecido "alvo".

As proteínas que transportam a hormona da tiroide são duas:
- Globulina de acoplamento da tirosina (TGB)
- Pré-albumina de ligação à tiroxina (Transtyretina)

A globulina de acoplamento da tiloxina (TGB) é sintetizada no muco. Cada molécula de TGB é suscetível de ligar uma molécula de T4 e uma molécula de T3. As alterações da concentração plasmática de TGB estão estreitamente relacionadas com as concentrações plasmáticas das hormonas tiroideias T3 e T4.

O mecanismo de captura e oxidação do iodo é promovido, regulado e controlado pelas hormonas TSH da hipófise tireotóxica e pela hormona hipotalâmica TRH através de um mecanismo de feedback.

As próprias hormonas tiroideias T3 e T4 entram nas células "alvo" através de um mecanismo de transporte ativo. Uma vez introduzida no citoplasma da célula-alvo, a T4 é transformada em triiodotironina T3. Numa segunda fase, as duas hormonas T3 e T4 são transferidas para o núcleo da célula, ligando-se aos receptores nucleicos e intervindo depois na transcrição de determinados genes. A transcrição do ARNm para os ribossomas leva ao aparecimento de proteínas específicas com determinadas acções biológicas (7).

1.8. Influência das hormonas da tiroide nos processos metabólicos do organismo
As hormonas da tiroide afectam todos os elos do metabolismo do corpo. Os impactos mais importantes são (21):
- metabolismo dos lípidos (lípidos)
As hormonas da tiroide, T3 e T4, aumentam o metabolismo das gorduras. Estas hormonas afectam a mobilização dos ácidos gordos no sangue. Este fenómeno é conseguido através do aumento da concentração de ácidos gordos no sangue e da aceleração da sua oxidação nos tecidos.
-metabolismo das proteínas
Em doses fisiológicas, em concentrações dentro da gama de valores normais, as hormonas tiroideias têm efeitos anabólicos (22). Estes efeitos anabólicos são obtidos quando as hormonas da tiroide estimulam a ação da RNA polimerase (23). Em contrapartida, o aumento da concentração de T4 provoca um aumento da excreção urinária de azoto, que se deve a um aumento do catabolismo proteico.
Metabolismo dos glúcidos
As hormonas da glândula tiroide têm uma forte influência no metabolismo da glicose. Estas hormonas aumentam significativamente o metabolismo dos hidratos de carbono. Afectam a captação de glicose pelas células, amplificam o ciclo da glicólise, promovem a neoglucagogénese, aumentam a absorção de glicose no trato gastrointestinal, afectam o crescimento da secreção de insulina.
Metabolismo basal e termogénese
O metabolismo basal e a termogénese andam de mãos dadas (6, 8, 9). Se o metabolismo basal aumentar, o processo de termogénese e vice-versa aumentará, a redução do metabolismo basal será acompanhada por uma redução do processo termogénico. O organismo acede a este mecanismo através de alterações da circulação sanguínea na pele, do suor e da prótese pulmonar.
1.9. T3 (total), trihidrotinona T4 e Tiroksina T4 (total) no soro sanguíneo e respectiva bioquímica clínica
As duas principais hormonas da tiroide, a tiroxina T4 e o triiodotirão T3, diferem em relação a outras hormonas desta condição desde o conteúdo até à estrutura molecular. A síntese de T3 e T4 ocorre na glândula tiroide sob um controlo rigoroso da hormona hipofisária tireotóxica, a TSH, através de um mecanismo de feedback. O transporte plasmático destas hormonas é efectuado por TGB (Thyroid Binding Globulin), TBPA (Thyroid Binding Pre-Injection), TBA (Thyroig Binding Album) (24).
A afinidade e a sua percentagem dependem do tipo de hormona. A tirosina T4 liga-se ao TGB em 50%, ao TBPA em 30% e ao TBA em 20% (25).
As hormonas T3 e T4 são desactivadas através do processo de desidratação, desidratação e conjugação a nível hepático (nos hepatócitos, nas células mucosas).
Os efeitos bioquímicos destas hormonas são exercidos no metabolismo energético (calorigénese), incluindo os processos de fosforilação oxidativa, o catabolismo dos glúcidos, o catabolismo dos prótidos e o catabolismo dos lípidos. Estas hormonas têm também um efeito significativo no crescimento fetal durante a vida fetal (26).
A dosagem, a determinação do nível de T3 e T4 na sua forma total, ou seja, a hormona livre e a associada às proteínas de transporte.
Os valores elevados das hormonas T3 e T4 encontram-se nestas patologias (28):
No hipertiroidismo hipotiroideu, verifica-se um TSH baixo em relação à gama de valores normais.
As patologias que podem causar hipertiroidismo primitivo são
Doença de Graves, doença de Plummer, tirotoxicose, tiroidite infecciosa, tiroidite de Hashimoto na fase inicial, carcinoma da tiroide,
Hipertiroidismo secundário, em que a TSH aumenta.
As principais patologias que provocam este distúrbio são: adenoma hipofisário secretor de TSH, síndrome paraneoplásico mencionando tumores brônquicos, pancreatite, gravidez, alguns fármacos onde se destacam os estrogénios, pílulas anticoncepcionais, amiodarona, metadona, opiáceos, anfetaminas, contrastes amorfos imagiológicos com teor de iodo, hipotiroidismo primitivo conjugado.

Os valores diminuídos de T3 e T4 associados a níveis elevados de TSH são verificados nestas patologias:
- hipotiroidismo primitivo adquirido associado a valores elevados de TSH
As patologias que conduzem ao hipotiroidismo primitivo com valores elevados de TSH no sangue são as seguintes, de acordo com a sua frequência clínica (28): tiroidectomia, terapia com radioatividade Jod J131, sobredosagem com preparações tireotóxicas, doença autoimune pós-tiroideia, evolução da glândula eutiroideia,
- hipotiroidismo com valores mais baixos de TSH.
Esta patologia é encontrada no hipopituitarismo total ou parcial
Hipotiroidismo terciário, em que os valores de TSH também são baixos
Esta patologia da tiroide envolve geralmente lesões do hipotálamo
- observa-se uma diminuição dos níveis das hormonas T3 e T4 e em patologias associadas à diminuição do nível de proteinemia, em que a proteína total é <6 mg / dl.
A utilização de implantes como os corticosteróides, a testosterona, a ACTH, a fenitoína, induzem uma redução da concentração plasmática das hormonas tiroideias da tiroide (T3) e da tirosina tetraédrica (T4).

1.10.   Tirosina livre no soro (T4 livre)
A L-Tiroxina (T4) ou 3, 5, 3, 5-tetrahedrontironina é a hormona da tiroide mais importante para avaliar a sua função. A T4 é sintetizada pelas glândulas tiroide e segregada na corrente sanguínea (23, 29). A T4 sanguínea associa-se às proteínas de transporte do soro para ser transportada para as células "alvo". A maior parte da tiroxina (T4) está associada a estas proteínas de transporte presentes na corrente sanguínea. Apenas uma pequena percentagem, cerca de 0,03%, não está livremente relacionada com as proteínas de transporte. É precisamente esta quantidade de hormona, no estado livre, que é capaz de exercer efeitos nas células "alvo". Esta quantidade de hormona que circula livremente, sem ligação às proteínas de transporte, representa a T4 livre ou T4 livre, que representa a parte da hormona metabolicamente ativa. A determinação da concentração de T4 livre no soro sanguíneo é muito importante para o diagnóstico e a monitorização da função tiroideia. Esta determinação é especialmente valiosa em casos de hipoproteinemia, gravidez, terapia farmacológica com hormonas da tiroide. De acordo com dados da literatura, os valores normais de T4 livre no soro situam-se entre 0,7-2 ng / dl.
No entanto, estes valores dependem das técnicas analíticas, das condições geo-climáticas, das condições socioculturais, etc. Por estas razões, a Federação dos Laboratórios de Química Clínica e Médica sugere que: Cada laboratório, de acordo com a técnica analítica que possui e em relação à população que abrange, determine a sua própria gama de valores normais.
A concentração de T4 livre aumenta > 2,0 ng / dl nestas patologias:
-Hipertiroidizem,
-Tireotoxicose causada pelo aumento da concentração de tiroxina T4,
Hipotiroidismo tratado com T4.
   A concentração de T4 livre é <0,7 ng / ml nestas patologias:
-Hipotiroidizem,
Hipotiroidismo tratado com triiodotirão T3.
1.11.   Triiodotironina livre no soro T3 livre
     Como descrito nos parágrafos anteriores, o triiodotirão T3 é uma hormona produzida na glândula tiroide por desidratação periférica de T4 (30).
A maior parte da tiodotironina segregada no sangue, cerca de 99,7%, está relacionada com as proteínas plasmáticas de transporte reversível. Apenas uma fração muito pequena, cerca de 0,3%, não está relacionada com as proteínas de transporte e circula no sangue livre. Esta quantidade de triiodotironina livre constitui formas hormonais biologicamente activas e é designada por triiodotironina, a hormona T3 livre. Do ponto de vista bioquímico, a T3 livre é muito mais ativa do que a T4 livre. Os valores normais de T3 livre citados na literatura são tipicamente de 1,4 a 4,2 pg / ml. Mas, tal como salientámos para a T4 livre, estes valores dependem de muitos factores e sugere-se que cada laboratório tenha o seu intervalo de valores normais.

Os valores baixos de T3 encontram-se no hipotiroidismo, enquanto os valores elevados são encontrados no hipertiroidismo.

1.12. Anticorpos antitiroglobulina da tireoglobulina e da serotonina (anti-TG)

A tiloglobulina é uma glicoproteína heterogénea com um grande peso molecular de cerca de 660.000 daltons. A tiroglobulina encontra-se nas células foliculares da glândula tiroide e é o principal componente do coloide (4, 31). Desempenha um papel muito importante na biossíntese das hormonas tiroideias T3 e T4. Nas células foliculares, a peroxidase da tiroide catalisa a iodação do grupo tirosina da tiroglobulina. A tiroglobulina iodada é armazenada no coloide folicular e serve de repositório para T3 e T4. Quando a glândula tiroide é estimulada, a tiroglobulina (TG) é rompida e as hormonas tiróideas T4 e T3 são libertadas no sangue circulante. O ensaio laboratorial da TG é efectuado com o método de quimioluminescência e a sua determinação dá-nos a oportunidade de identificar os casos suspeitos da presença de malignidade ou de excluir esta possibilidade.

A determinação de anticorpos anti-tiroglobulina (anti-TG) é válida na identificação de doentes com a presença de patologias auto-imunes da tiroide. Os níveis de anticorpos anti-TG estão aumentados em 80-100% dos doentes com tiroide de Hashimoto ou tiroidite crónica. Estão simultaneamente aumentados em 60-70% dos doentes com doença de Graves e em 10-20% dos doentes com tiroide subaguda (32). Devido à heterogeneidade da tiroglobulina, os anticorpos anti-TG foram identificados na presença de outras patologias em doentes com mais de três anos de idade, em doentes com função tiroideia normal (eutiroideia), em doentes com Addison morbus, em doentes com diabetes mellitus tipo I (33).

Os anticorpos anti-Tg são detectados no soro de doentes com estas patologias:

-Miksedema,
- Adenomatose da tiroide,
- carcinoma da tiroide,
-Artrite reumatoide,
-Lúpus eritematoso sistemático,

A determinação dos anticorpos anti-Tg é efectuada na amostra de sangue, o soro. O método utilizado é o ELFA.

3.13. Anticorpos anti-peroxidase anti-TPO (ATA)

A Tiroid Peroxidase (TPO) é uma enzima associada ao heme glicolizado que contém a proteína encontrada na membrana apical das células foliculares da glândula tiroide. A TPO é o principal componente de uma proteína conhecida como antigénio microzomal da tiroide (14, 34). O antigénio microzomal da tiroide catalisa a iodação do grupo tirosil na molécula de tiroglobulina, realizando a síntese das hormonas tiroideias T3 e T4. A doença autoimune da tiroide é caracterizada pela presença de anticorpos anti-TPO (anticorpos anti-peroxidase). A medição dos anticorpos contra a peroxidase da tiroide é útil na identificação de doentes com doença autoimune da tiroide. Os níveis destes anticorpos estão aumentados em 90% dos doentes com tiroide autoimune ativa. Os anticorpos anti-TPO activam o complemento e causam a patogénese do hipofosfato da tiroide. Em doentes com doença autoimune da tiroide, estão presentes antigénios anti-TPO. Estes anticorpos encontram-se na tiroidite de Hashimotot, na tiroide e em mais de 70% dos doentes com doença de Graves. Os anticorpos anti-TPO também estão presentes em doentes com tiroidite atrófica e mista primária. Também se podem verificar níveis baixos de presença de anticorpos anti-TPO em pessoas saudáveis com uma função tiroideia normal. Os níveis de anticorpos anti-TPO são elevados em mulheres com tiroidite pós-parto (5-9%). O diagnóstico de tiroidite pós-parto baseia-se na observação de uma função tiroideia não normal numa mulher com anticorpos anti-TPO positivos no pós-parto. No entanto, 50% das mulheres com positividade anti-TPO podem não apresentar disfunção clínica e laboratorial em condições normais, mas devem ser sujeitas a exames periódicos, porque um momento pode quebrar a imunidade ou aumentar a procura e a consequência é o aparecimento de disfunção da tiroide, pelo que constituem uma categoria de cancro que apresenta disfunção da tiroide. A determinação dos anticorpos anti-TPO é útil para o diagnóstico da doença de Graves da mãe. Anticorpos diretamente contra os receptores.

Os TSH da tiroide são imunoglobulinas da classe IgG. Estes anticorpos encontram-se no soro

sanguíneo de cerca de 90% dos doentes afectados pela doença da mulher.
Estes anticorpos são positivos e estão presentes nestas patologias:
-Doença de Hashimoto (86% dos ratos),
- Natação Mulheres (80% dos casos),
- Linfoma primitivo e da tiroide.
- Carcinoma folicular da tiroide,
-Tiroidite subaguda.
Tiroidite linfocítica (60% dos casos).
Vários estudos observaram que os anticorpos directos contra os receptores de TSH da tiroide representam valores elevados em cerca de 7% da população normal e em 15% das mulheres com mais de 60 anos de idade.

1.14. Patologia do hipertiroidismo

O hipertiroidismo é uma patologia causada pelo aumento da circulação da concentração de hormonas tiroideias activas no organismo.
Relativamente ao hipertiroidismo, pode ser feita uma classificação (35,36):
- hipertiroidismo primário, que está associado a lesões patogénicas da própria glândula tiroide.
- hipertiroidismo secundário, que está relacionado com defeitos que não afectam a glândula tiroide propriamente dita.
- A doença de Graves, que afecta cerca de 0,4% da população dos EUA. No soro destes doentes, foram detectados auto-anticorpos contra os receptores de TSH. Este fenómeno estimula a produção e a libertação de hormonas da tiroide. Estes anticorpos são denominados imunoglobulinas estimulantes da tiroide (ETI).
Os sinais clínicos do hipertiroidismo são: taquicardia, arritmia, perda de peso, intolerância ao calor, aumento da transpiração, lesões oculares, insónia, etc.
Uma das causas mais comuns de hipertiroidismo são os estratos multinodulares tóxicos. O estrato multinodular tóxico deriva da veia nodular que, por sua vez, é uma parte discreta da glândula tiroide. Durante muito tempo, fica fora do controlo do sistema de feed-back. Este fenómeno leva à excreção constante de hormonas da tiroide.

Tiroidite ;

A tiroidite é um termo geral utilizado para descrever uma inflamação da glândula tiroide. Na primeira fase, a tiroidite é caracterizada por uma inflamação ativa da glândula tiroide. Isto provoca uma hiperfunção do intestino seguida do aparecimento de sinais clínicos e laboratoriais de hipertiroidismo. Após tratamento médico da tiroide pode ser curada e o tecido da tiroide recuperado. Em alguns casos, os doentes com tiroide podem desenvolver um estado intermédio de hipotiroidismo. Quanto à tiroidite linfocítica crónica, a tiroidite de Hashimoto, tem a ver com um estado hiperativo da tiroide.

Tiroidite pós-parto (TPP)

Trata-se de uma evolução autoimune com infiltração intra-tiroideia da tiroide e produção de anticorpos anti-tiroideus dirigidos principalmente contra a sua peroxidase, a enzima chave da hormona genoa. A autoimunidade pode estar presente antes da carga.
A manifestação clínica é muitas vezes oculta ou evasiva ou tem um borrão trivial após o nascimento (37).
De acordo com várias publicações, a frequência varia entre 1 e 16,7%, em França, por exemplo, cerca de 5%. Nesta prevalência diferente, esta diferença entre os países não foi explicada, mas sim na influência dos factores ambientais de iodo tomando tabagismo etc., os factores que influenciam a regulação imunitária.

Apresentação clínica

Nos meses que se seguem à gravidez, as lesões da tiroide podem ser calmas ou manifestar-se clinicamente. Frequentemente, observa-se uma sintomatologia moderada de desdentados.
Uma hipertireoze pode ser observada no início do sexto e terceiro meses.
Com muitas variáveis e sintomas de whiplash que por vezes não são diagnosticados. A evolução é geralmente benéfica em algumas semanas, sem necessidade de qualquer medicação sintomática,

como um beta-bloqueador em que o mais preferido é o propranolol. No entanto, neste período é bom excluir dois diagnósticos - depressão e morbus de Basedow. Estas duas patologias aparecem ao mesmo tempo, começando no final do primeiro mês após o parto. Inclusive, muitos sinais são os mesmos para ambas as patologias, como a instabilidade emocional, a ansiedade, a insónia e a astenia (depressão e manifestações neuropsicológicas da tirotoxicose). Um equilíbrio bioquímico hormonal e ecológico da tiroide excluirá um deles. Um Basedow deve, naturalmente, ter outros sinais como taquicardia, fenómenos oculares, suores, picadas difusas, etc.

Na maioria dos casos, o hipertiroidismo dado pela TPP regressa durante várias semanas ao estado eutiroideu. Esta forma de TPP encontra-se em 30% dos casos. Nos outros 30% de hipertiroidismo TPP será seguido por uma passagem gradual sobre o hipotiroidismo, dependendo da quantidade de tecido da tiroide danificado. Em 40% dos outros casos. O hipotiroidismo será a manifestação da TPP, com depressão pós-parto ou pós-parto. Por vezes, a TPP pode também acompanhar uma depressão autêntica. Insistir numa medicação com L-tiroxina durante 6 a 8 meses sob controlo da TSH e da anti-TPO.

No entanto, com ou sem hipertiroidismo, o hipotiroidismo desaparece em 90-95% dos casos durante 6-12 meses (38).

Relaconin entre TPP e depressão pós-parto, e anti-TPO descreve Harris et coll (39). Isto indica que a depressão só pode estar na ausência de sinais de disfunção da tiroide. Outros encontram correlação entre depressão e TPP quando a depressão acompanha o hipotiroidismo, dado que o hipotiroidismo primário não relacionado com a gravidez tem depressão. Todos estes sugerem que, na depressão pós-parto, se deve procurar uma PPT (40).

Exames complementares
É imperativo que antes de qualquer gravidez ou durante a gravidez se exija TSH, anti-TPO eventualmente também anti-Tg e nos casos em que existam sinais clinicamente preocupantes e T3 livre, T4 livre. A existência de anti-TPO antes da gravidez, ou durante a gravidez. Estes exames devem ser realizados e nos casos com diabetes tipo 1 (com incidência de TPP de cerca de 25%), outras patologias auto-imunes não familiares ou pessoais da tiroide, episódios prévios de TPP (incidência de TPP de cerca de 75%), e naqueles com sinais depressivos, a incidência de anti-TPO anti-Tg mostra que temos sinais disfuncionais genuínos. Os anticorpos estão presentes em muitas patologias autoimunes da tiroide e nenhuma TPP de uma doença de Hashimoto preexistente é diferenciada com um morbus pós-parto Basedow. Neste caso, ajudamos a determinar os anticorpos dirigidos contra os receptores de TSH, sendo este último um forte argumento a favor da doença de Basedow, bem como a ultrassonografia e a hipervascularização da tiroide.

Evolução
O carácter benigno da TPP sugerido pela cura de 90-95% fala de uma evolução favorável. Após uma PPT recuperada, podemos ter PPT nos outros fardos a cerca de 75%. Isto justifica um acompanhamento inadequado da tiroide em todas as gravidezes que tenham passado anteriormente pela PPT. Na realidade, a cura clínica mascara a persistência do processo autoimune que se desenvolve na tiroide. Esta evolução invisível continua durante a fase dita curada, seguida ou acompanhada de hipoglicemia da tiroide na ecografia e de defeitos na organização do iodo, detectados com o teste do perclorato, que é positivo em Hashimoto. Em alguns casos de "cura", o valor da TSH é facilmente elevado, apesar de uma TSH normal, neste caso estamos perante um hipotiroidismo ou hipotiroidismo subclínico. Nestes casos, segundo o Pr Philippe CARON, segue-se uma infertilidade secundária, devido à insuficiência da hormona tiroideia. É de salientar que todos os anos se instalam 3-5% de hipotiroidismo autêntico nestas células "curadas", pelo que estas "curadas" devem ser examinadas com testes bioquímicos para a tiroide e ecografia. Além disso, a persistência de anti-TPO durante esta cura indica o risco de hipotiroidismo.

Do ponto de vista bioquímico, a análise bioquímica clássica para diagnosticar o hipertiroidismo é a determinação da tiroxina T3 e T4. A determinação da concentração de T3 no soro do doente é muito importante para o diagnóstico do hipertiroidismo de Graves, do adenovírus tóxico, da toxina tóxica multinodular. No hipertiroidismo, a consequência das patologias acima referidas é a concentração elevada de triiodotironina T3, enquanto a concentração de tiroxina pode ser elevada ou normal.

A determinação da concentração seriada de tiroxina T4 tem interesse em dois sentidos:
Em primeiro lugar, no hipertiroidismo, a concentração seriada de T4 pode ser normal ou elevada, mas nunca baixa, enquanto a de T3 é sempre elevada.
A segunda concentração de T4 é muito importante para avaliar o diagnóstico de hipotiroidismo. Isto tem a ver com o facto de, nesta patologia, as concentrações de T4 no soro do doente serem muito baixas, enquanto as concentrações de T3 são normais. As concentrações normais de T3 e baixas de T4 são observadas na tiroidite, especialmente na doença de Hashimoto.
A medição simultânea de T3 e T4, combinada com a medição de TSH, é um dos métodos de diagnóstico mais úteis para identificar patologias de disfunção da tiroide e para monitorizar a sua terapia terapêutica.
O quadro 3.1 apresenta os dados das determinações laboratoriais nas principais patologias da glândula tiroide:

Quadro 3.1 O nível das hormonas da tiroide no seu estado hiperfuncional.

O nome da patologia	TSH	T3	T livre$_3$	T4	T livre$_4$	Estimulante comTRH	ETI
Adenoma tóxico	Baixa	Elevado	Elevado	Elevado	Elevado	Danificado	-
Estirpe multinodular tóxica	Baixa	Elevado	Elevado	Elevado	Elevado	danificado	-
Doença de Graves	Baixa	Elevado	Elevado	Elevado	elevado	danificado	elevado
Hipertiroidismo Neonatal	Normal ou baixo	elevado	elevado	elevado	Elevado	danificado	+
Tiroidite subaguda	Baixo ou normal	Normal ou elevado	Normal ou elevado	Normal ou elevado	Normal ou elevado	Danificado ou normal	

Tumores hipofisários	Elevado	Elevado	elevado	Elevado	elevado	Normal ou elevado	
pseudo hipertiroidismo	Elevado ou normal	elevado	Elevado ou normal	Elevado ou normal	Elevado ou normal	Normal	
Hipertiroidismo da gravidez	Baixa	Elevado	Elevado	Elevado	elevado	danificado	+

1.15. *Patologia do hipotiroidismo*

O hipotiroidismo é uma patologia clínica causada pela redução do fluxo sanguíneo da tiroide para a concentração de hormonas da tiroide (41).

A principal causa desta patologia é a presença de um defeito nas fases de síntese da hormona tiroideia (42). O ponto mais sensível deste defeito relaciona-se com a organização do Iodo (43). Este defeito está relacionado com a infiltração tiroideia da glândula tiroide. Neste caso, apresenta-se sob a forma de glândula tiroide aumentada mas com hipofosfatismo. No soro destes doentes, observa-se uma concentração elevada de anticorpos anti-rato. A peroxidase anti-pertinente anti-TPO, (antimicrossomal), foi encontrada presente em 90% dos doentes com tiroide de Hashimoto. (3)

O hipotiroidismo também pode ocorrer em situações como:

-Tiroidectomia,
- Terapia prolongada com iodo radioativo,
- Doença das mulheres,
- Efeitos concebidos associados à genética da hormona da tiroide.

O hipotiroidismo apresenta alguns sinais clínicos típicos, sendo os mais proeminentes: intolerância ao frio, secura da pele, diminuição da libido, edema, obstipação, impotência e rutura. (7)

A tabela seguinte apresenta os principais exames laboratoriais que ajudam a identificar e a diagnosticar a hipotireose de hipótese positiva (44):

Tabela 3.2 Concentração das hormonas da tiroide no seu estado hiperfuncional.

Tipo de hupotíase	T4 livre	TSH	T4	T3	Estimulação com T$_3$
Hipotiroidismo primário	Baixa	Elevado	Baixa	Normal ou baixo	Elevado
Hipotiroidismo secundário	Baixa	Normal ou baixo	Baixa	Baixa	Baixa
Hipotiroidismo Terciário	Baixa	Normal ou baixo	Baixa	Baixa	Normal

Nenhuma reação indiferente às hormonas da tiroide	Elevado ou normal	Elevado ou normal	Elevado	Elevado	Elevado ou normal

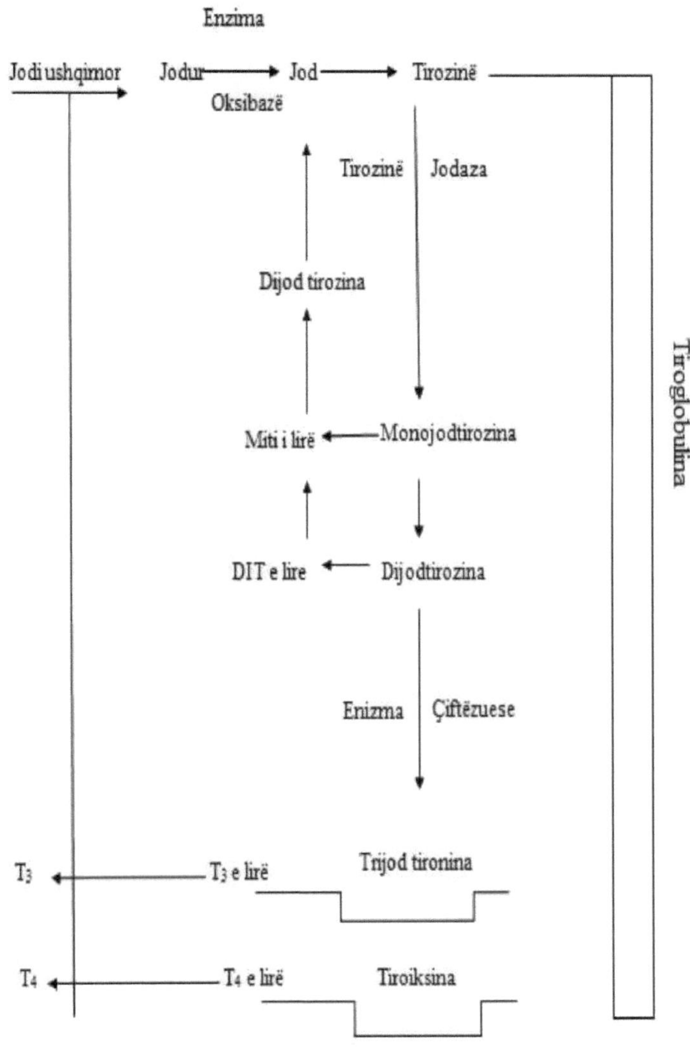

Figura 3.1 Metabolismo do iodo e síntese das hormonas da tiroide Esquema de captura de iodo

TIROZINA

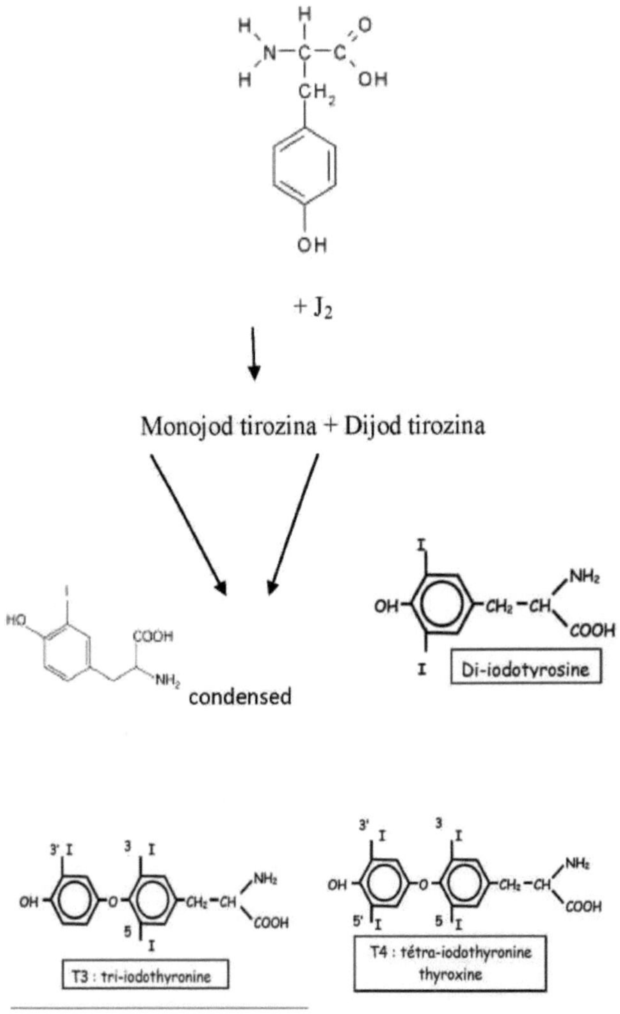

Figura 3.2 O esquema da hormona tiroideia (27)

Capítulo 4

4. Dados clínicos sobre as patologias da tiroide

4.1. História

Os doentes têm condições para exprimir livremente as suas queixas, que são apresentadas ao médico. Perguntar brevemente sobre as queixas, se há aperto na garganta, dor no pescoço, hemorragia nasal, ressonar, hipersensibilidade ao frio mais do que a outros, quando se sente melhor no inverno ou no verão, se dorme bem ou não dorme, se tem tosse, se tem obstipação ou diarreia, se seca a pele, se tem fadiga ou se se cansa rapidamente, se tem dores musculares ou articulares especialmente no inverno, se já sofreu de estruma anteriormente, se sofre de outra doença como diabetes, infertilidade, anemia. O doente é questionado sobre os antecedentes familiares de tiroide ou tiroidite, como a mãe, a irmã, a tia, a tia-avó, etc. (7.11).

4.2. Exame objetivo

O doente fica em frente do médico e observa as glândulas tiróides na serenidade, durante a deglutição e, finalmente, após a extensão do pescoço. Após este exame visual, palpa-se as glândulas com o primeiro e segundo dedos da mão, verificando a consistência, a existência ou não de um nódulo, se este é móvel durante a deglutição, se os nódulos e a sua consistência estão ou não afectados (45,46).

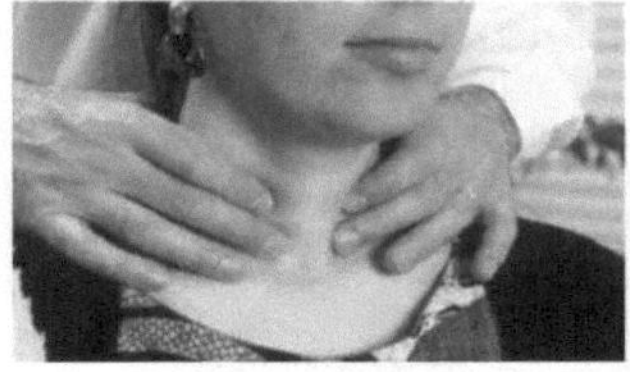 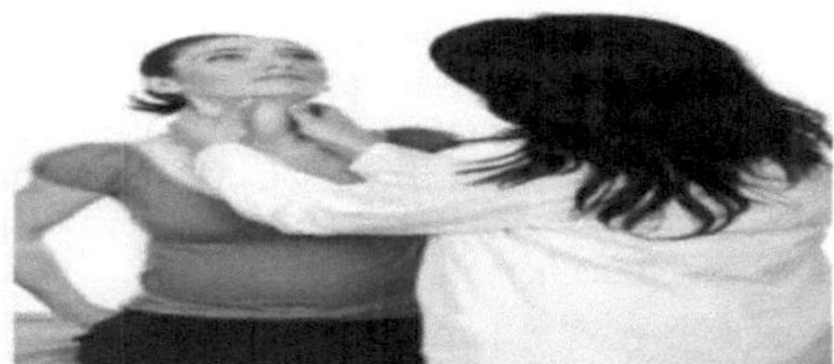

Figura 4.1 Palpação com os dedos do primeiro e do segundo Figura 4.2 Exame do olho livre

Se se verificar que aumenta a tiroide, marcar o grau da seringa (0-I-II-III). Cabelo normal ou seco, com ou sem brilho, perguntamos ao doente se o seu cabelo cai. Inspeccionando a face, é normal ou tem a forma de lua, pálida, com pele seca, lábios normais ou grossos, língua normal ou grossa, a voz rouca ou normal, a pele do corpo com humidade normal ou seca, pele normal ou seca com edema, pré-diabético, pés normais ou secos com hiperqueratose, unhas com ou sem brilho, enrugadas ou não. Realização de reflexos aquilianos normais, rápidos ou lentos. (20)

4.3. Apresentação clínica

Os sinais clínicos são numerosos, de intensidade variável, com um início pouco claro e progressivo e, frequentemente, um diagnóstico tardio.

4.3.1. Sinais da pele e das mucosas

Uma inspeção cuidadosa dos doentes com patologia da tiroide pode orientá-lo para o diagnóstico: como uma pele seca e fria, um amarelecimento pálido. Na fase inicial da mistura, há uma infiltração no dorso da mão, no dorso dos tornozelos e nas palpebras; assim, o inchaço por infiltração das mucosas é seguido mais tarde por infiltrações deste tipo na língua, nos lábios e na testa, dando ao rosto um aspeto de máscara ou de fácies lunática, ao contrário de Cushing, aqui é pálido e seco. Esta infiltração avança também nos tons vocais, palatinos e laríngeos, dando origem a bandas sonoras. A língua é espessa e tudo isto, o doente esgueira-se durante a noite. Há uma diminuição da audição, em consequência da infiltração mucinosa da trompa de Eustáquio. Além disso, há gotas, secura, perda de cabelo e de sobrancelhas, etc. Geralmente, o cabelo é quebradiço. As unhas perdem o seu brilho, ficam esmagadas e com estrias (11).

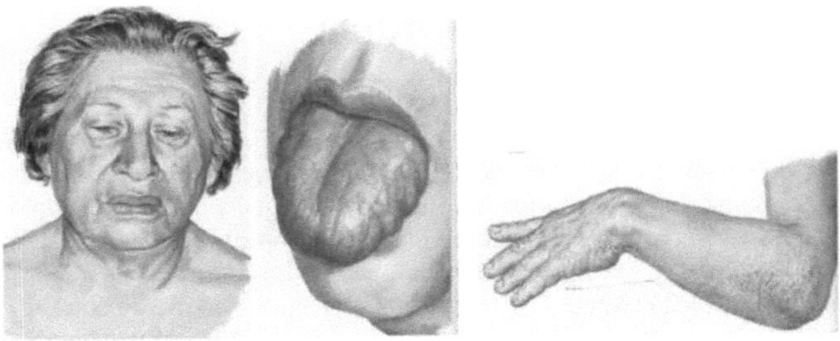

Fig 4.3, Fig 4.4 Fig 4.5- Sinais gerais

Apresentam astenia, apatia, abrandamento psicomotor, troncos de memória e ideias de ligação, são frios. A suplementação de peso é comum, moderada, em contraste com a anorexia. (11)

4.3.2. Sinais cardiovasculares

O mais caraterístico é a bradicardia sinusal, como elemento de hipometabolismo. O volume do coração aumenta por infiltração pericárdica, mas não leva ao tamponamento. Podem ter lesão miocárdica com débitos cardíacos. Podem ter hipertensão arterial diastólica. Nestes doentes, a insuficiência coronária é um elemento prognóstico importante; muitas vezes latente, mas pode surgir imediatamente mesmo durante a terapêutica com hormonas tiroideias, pelo que se justifica um balanço cardiovascular coronário completo, tendo em conta este risco, é aconselhável iniciar o tratamento com levotiroxina com dose baixa e elevada gradualmente sob controlo ECG de 15 em 15 dias (no início do tratamento).

4.3.3. Sinais musculares

Dominam a cãibra muscular dolorosa com rigidez muscular e incontinência. A extensão da contração e a contração do músculo tríceps baseiam-se no antigo exame do Reflexograma de Aquiles (13).

4.3.4. Sinais neuropsicológicos

As manifestações neurológicas dizem respeito a parestesias periféricas das extremidades, como a síndrome do canal carpiano. Por fim, as manifestações psiquiátricas são dominadas pela síndrome depressiva (14).

1.15.1. Sinais Digestivos

Os doentes apresentam anorexia por diminuição das necessidades, apatia e perturbações dispépticas (digestão lenta, rendilhação epigástrica, náuseas). Também apresentam diminuição da acidez gástrica, da secreção pancreática e intestinal. As formas hematológicas são observadas na hipo ou cloridria. Em geral, a obstipação, que raramente falta nesta patologia, não deve ser subestimada e, de facto, torna-se muitas vezes a causa da vinda do doente à consulta. Trata-se de um doente atónico, rebelde aos medicamentos habituais para a obstipação (lasatemias), mas os resultados do tratamento com levotiroxina são evidentes. Curiosamente, está frequentemente associado a doliko-megakolon. Megakoloni é totalmente funcional. Por vezes, é observada e o ileus paralítico. Estes doentes têm um revestimento de infiltração da membrana mucosa que separa o contacto das fibras musculares e do plexo e perde elasticidade. Consequentemente, há uma diminuição da reabsorção de potássio pela mucosa do cólon, uma hipocalemia que se aprofunda e pode levar à hipotensão, quanto

1.15.2. Sinais hematológicos

Tal como no hipotiroidismo ligeiro e nas formas mistas, o hipotiroidismo pode ser observado em vários tipos de anemias, mas mais frequentemente por macrofitose, pode ocorrer uma anemia de Biermer, sobretudo no quadro poliendócrino autoimune em que os auto-anticorpos se dirigem também para outros locais, entre outros, para a mucosa gástrica A anemia de Biermer pode ser suspensa se não se regenerar com a terapêutica opióide da tiroide. Nestes casos, é necessário tratar a vitamina B12 (21)

1.15.3. Sinais endócrinos

A turbulência gonadal é frequente. Nas mulheres, manifesta-se com menorragia, diminuição da libido, amenorreia ou espinomenoma. Nos homens impotentes, a espermatogénese é frequentemente acompanhada. A hiperprolactinemia é frequente nas mulheres e é muitas vezes diagnosticada por métodos biológicos, ou manifesta-se por galactismo e turbulência do ciclo menstrual. Estas turbulências estão relacionadas com a demolição do relatório FSH-LH (28).

1.15.3.1.*Doenças da tiroide, barra e fertilidade*

As doenças hipoglicémicas durante o fardo não são invulgares, porque o sistema imunitário desempenha um papel importante nas doenças da tiroide durante este período, enfraquecendo para proteger o feto em desenvolvimento. A perda deste efeito protetor após o nascimento do bebé é uma causa para que as doenças da tiroide tendam a aparecer após o nascimento em mulheres que têm doenças da tiroide ou que estão em risco de ter doenças da tiroide. A tiroidite autoimune subclínica é particularmente frequente após o parto. Esta "tiroide pós-parto" tende a desaparecer durante várias semanas, mas pode recidivar em surtos subsequentes e evoluir para um hipotiroidismo permanente. É importante detetar as hemorragias da tiroide durante a gravidez, pois um hipotiroidismo não tratado pode alterar o desenvolvimento normal do feto, mesmo de forma ligeira, e aumentar as complicações da mãe. Durante a lactação e o aleitamento, a ingestão de iodo deve exceder 150-250 ug por dia, mas não deve exceder 500p.g por dia.

1.15.3.2. *Infertilidade*

Os doentes com hipertiroidismo ou hipotiroidismo tendem a ter esterilidade, mas é possível engravidarem. Se colocarmos na medicação, podemos usar contraceptivos durante o tratamento (se quisermos) que após o tratamento e normalização da função tiroideia a gravidez torna-se possível. O hipotireoidismo sub-clínico pode ser a causa da gravidez, assim como abortos espontâneos. Para além disso, há uma redução da libido, quando não tratada. Os homens com hipotiroidismo subclínico, para além de diminuírem a libido, podem também sofrer de esterilidade, porque a formação de espermatozóides requer um nível normal de hormonas da tiroide (31). Outra causa de infertilidade nas mulheres com doenças da tiroide é a insuficiência ovárica primária de origem autoimune, como a de Graves e a de Hashimoto, provocada por proteínas e glóbulos brancos que se fixam nos ovários. Provocam uma diminuição da massa ovárica, uma proibição da ovulação, uma menopausa prematura e esterilidade (48).

1.15.3.3. *Menstruação*

A menstruação tende a ser abundante em caso de hipotiroidismo e menos abundante em caso de hipertiroidismo. Os efeitos das hormonas da tiroide sobre a menstruação, a função ovulatória e o sistema endócrino em geral são complexos mas muito importantes. Uma quantidade insuficiente de hormonas da tiroide causa problemas no sistema reprodutor. Um hipertiroidismo ou hipotiroidismo nas raparigas durante a puberdade pode atrasar o aparecimento da menstruação e os efeitos no aparelho reprodutor.

4.4. *Cintigrafia da tiroide*

Ao nível da lesão da cintigrafia, esta torna-se geralmente branca.

4.5. *Punção - biopsia da tiroide*

A biópsia da tiroide consiste em retirar uma amostra de um nódulo ou de uma glândula tiroide para exame microscópico, a fim de determinar a natureza da lesão. É realizada com uma era estéril que atravessa a ecografia da tiroide em direção à lesão ou nódulo.

Capítulo 5

5. Método de dosagem de hormonas em fluidos biológicos

5.1. Especialidades de dosagem hormonal em fluidos biológicos

A concentração de hormonas nos fluidos biológicos é muito baixa quando comparada com a concentração dos metabolitos presentes nesses fluidos biológicos (48). Frequentemente, estes metabolitos são expressos em nanogramas ou picogramas por ml. A medição de concentrações tão baixas exige a utilização de métodos altamente analíticos (49). Estas técnicas especiais possuem estas propriedades gerais, que são obrigatórias e necessárias para a medição de hormonas em fluidos biológicos.

As mais importantes são (50):

-a- para medir concentrações da ordem do nanograma, picograma, micrograma,

- b têm uma elevada especificidade, para poderem reconhecer a molécula a medir, independentemente da sua semelhança com outras estruturas presentes nos fluidos biológicos.

Atualmente, a tecnologia de hibridação celular produz anticorpos monoclonais que são específicos para os vários antigénios determinantes presentes na molécula que está a ser analisada. Os anticorpos monoclonais como reagentes específicos permitem o processamento e a normalização de novos sistemas de dosagem a estes níveis de concentração.

Estes sistemas de dosagem são de tipo imunológico e baseiam-se na ligação molecular específica entre o antigénio e o antimónio (Ag-Ab) (51).

A tecnologia de dosagem nestes sistemas de dosagem passa por duas fases:

- a - na primeira fase têm a ação catalítica específica antigénio-anti-sético (Ag-Ab). O número de antigénios-antigénios formados é proporcional à concentração da hormona no fluido biológico.

- b-Na segunda fase, a medição é efectuada de duas formas:

- 1- utilizar sistemas baseados na utilização de isótopos radioactivos.

- 2-utilização de sistemas que recorrem a medições de dosagem não radioactivas. Estes sistemas não radioactivos, consoante a técnica utilizada, são substâncias cromogénicas, fluorescentes ou quimioluminescentes (51).

Figura 5.1 Esquema principal do sistema analítico competitivo (competitivo)

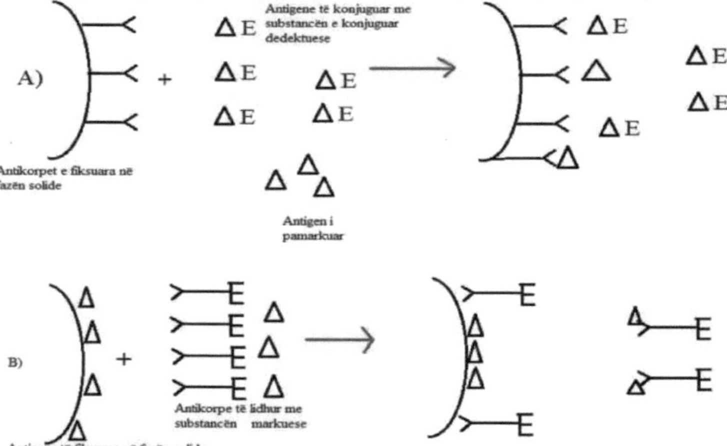

No método do antigénio acima referido, este pode ser associado a um isótopo radioativo. O isótopo radioativo foi selecionado para irradiar raios gama (52). Esta tecnologia para a medição de hormonas em fluidos biológicos é conhecida pela rotulagem dos métodos radioimunológicos com o símbolo RIA. Quando o isótopo radioativo irradiado por raios gama é marcado com anticorpo, referimo-nos ao método radioimunológico IRMA. Outro método de doseamento imunológico utilizado para medir hormonas em fluidos biológicos é a utilização de sistemas não competitivos (não-competitivos) (53). O esquema de um sistema deste tipo é apresentado na figura 5.2

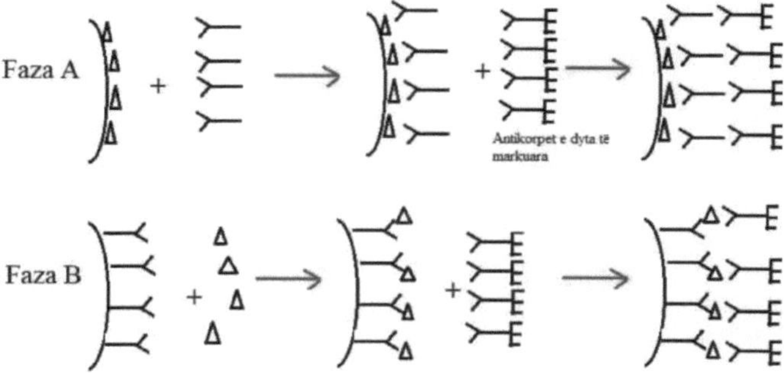

Figura 5.2 O esquema principal do sistema analítico não competitivo (não competitivo)

Outro sistema analítico para a determinação de hormonas no soro sanguíneo é a imunoquímica de tipo ótico homogéneo. Na metodologia RIA, o anticorpo é marcado com substâncias radioactivas. No método imunoquímico, o anticorpo é marcado com enzimas, conjugados fluorescentes ou combinações com propriedades de quimioluminescência. (53)

Os métodos de imunodeficiência de tipo ótico homogéneo apresentam várias vantagens em comparação com a metodologia RIA. A comparação destes métodos em relação às suas vantagens é apresentada no quadro seguinte (54):

Quadro 5.1: Comparação das vantagens do método analítico RIA e do método homólogo de tipo ótico homogéneo

Características do método	Metodologia RIA	Metodologia Imunomotora Ótica
Norma de segurança especial	Sim	Não
Procedimento de marcação simples	Sim	Sim
Tempo de medição do sinal analítico	Tempo moderado	Rapidamente
Precisão da medição	Elevado	Juro

Sensibilidade	1 pg/ml	1 ng/ml
A possibilidade de interferência do sinal ótico	Não	Sim
Automatização do método analítico	Automatização parcial	Automatização total

5.2. Método imunoenzimático para a determinação das hormonas da tiroide no soro sanguíneo

As técnicas imunoquímicas utilizadas baseiam-se na utilização de anticorpos analíticos ligados covalentemente a enzimas. Estas enzimas são capazes de decompor um substrato específico num produto corado. Este produto corante tem uma absorção máxima expressa, até um determinado raio, que pertence ao espetro visível. (55)

Esta técnica consiste na determinação imunoenzimática "EIA". As principais salas que passam por esta técnica são as seguintes: (56)

-A substância em análise (hormonas, etc.) está relacionada com uma enzima específica (conjugado enzimático).

Reação com antissoro, anticorpo monoclonal, específico da substância em análise

Interação catalítico-substrato-enzima. A interação do substrato químico com a enzima forma um produto colorido opticamente mensurável.

-Construção da curva, curva, calibração com concentrações baixas, normais e elevadas da substância em análise, do ponto de vista da bioquímica clínica.

- A amostra da amostra biológica, o soro, que é objeto de determinação do nível da respectiva substância, hormona ou marcador tumoral, etc. (57).

Esquematicamente, o desempenho deste processo analítico é apresentado na figura seguinte:

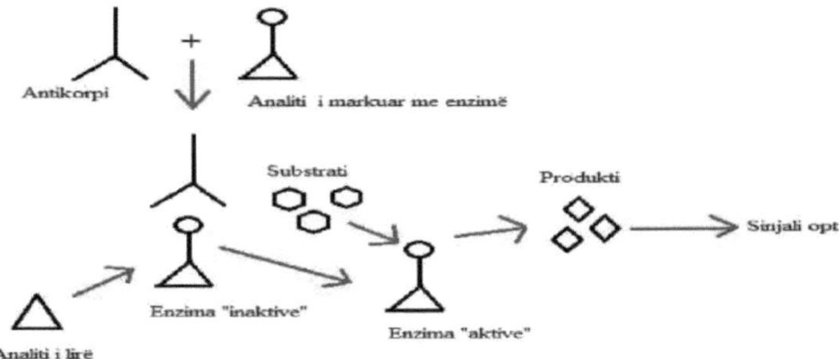

Fig 5.3 Esquema analítico de uma dosagem imuno-enzimática homogénea "EIA"

5.3. Método analítico imunoenzimático heterogéneo

A magnitude deste método tem a ver com o facto de, durante a reação antigénio-antigénio (Ag-Ab), a atividade da enzima permanecer inalterada. Geralmente, neste método, são utilizados anticorpos marcados com enzimas. O método mais conhecido relativo a este tipo de determinação analítica é o método "ELISA" (58). A metodologia ELISA tem a vantagem de utilizar tecnologia de fase sólida e imunorreagentes marcados com enzimas. A tecnologia contemporânea da metodologia ELISA baseia-se na omissão de anticorpos marcados. Os métodos ELISA desta tecnologia são geralmente do tipo "Sandwich" ou imunométrico (59).

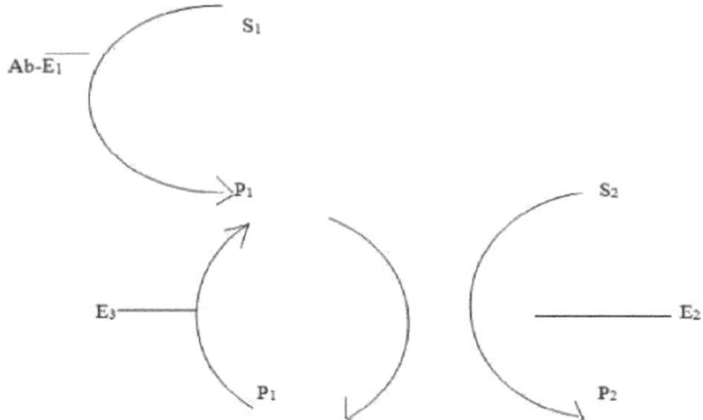

A figura 5.4 apresenta o método ELISA sob a forma de um esquema.
O princípio de dosagem "ELISA" com a técnica de amplificação

O Anticorp Ab é conjugado com a enzima E1. Esta enzima catalisa a conversão do substrato S1 no produto P1, na primeira incubação analítica. Após a conclusão da primeira incubação analítica, uma mistura analítica contendo a segunda enzima E2 é adicionada à mistura analítica. Esta enzima E2 catalisa a conversão do substrato S2 no produto P2, utilizando o produto P1 como fator de tempo. Uma terceira enzima E3 permite a recuperação do produto P1. Assim, é possível que cada molécula P1 produzida na primeira reação participe na formação de mais moléculas do produto P2 (60). O corante P2 pode ser amplificado cerca de 100 vezes de acordo com a ação da E1 sobre o substrato cromogénico, o que dá origem a um produto de cor forte.

O método ELISA acima referido é também conhecido como método "sanduíche" (60). Este método é muito adequado para o doseamento de substâncias presentes numa mistura complexa, como é o caso do soro sanguíneo. Para os sistemas do método ELISA, podem ser utilizadas todas as enzimas que possam ser ligadas a imunorreagentes e que tenham um substrato específico, que pode dar uma cor cromogénica.

Uma das enzimas preferidas para estes métodos é a fosfatase alcalina (ALP). Através da utilização de marcadores ALP, foram desenvolvidos muitos métodos para medir os níveis hormonais no soro sanguíneo, sendo os mais proeminentes a determinação dos níveis de hormonas da tiroide, LH (hormona luteinizante), FSH (hormona folículo-estimulante), vários marcadores tumorais (PSA, antigénio específico da próstata, etc.). (58)

No caso dos sistemas analíticos do método ELISA, as enzimas utilizadas devem ser capazes de se ligar a imunorreagentes que decompõem um substrato específico e formam um produto colorido, devendo satisfazer determinadas condições específicas: (61)

-As enzimas devem ser estáveis durante os processos analíticos,

-As enzimas devem ter uma elevada especificidade para o substrato que dá o corante,

-As enzimas devem ter custos económicos baixos.

As enzimas que possuem as propriedades acima mencionadas são a fosfatase alcalina (ALP), a betagalactosidase, a peroxidase, a urease, etc.

Os substratos analíticos mais úteis são o TMB, a O-toluidina, o sulfamato e similares.

Atualmente, os métodos imunoenzimáticos são amplamente utilizados nos laboratórios médicos. Estes métodos abrangem quase todos os domínios da medicina de que esta necessita. Esta ocorrência está relacionada com o facto de os métodos ELISA serem simples, rápidos e precisos (62). Os métodos imunoenzimáticos podem ser utilizados manual e automaticamente com um analisador de nível superior. As quantidades de material sujeitas ao exame requerido são bastante reduzidas, de 10 ul a 10 0 ul. Isto permite a medição de sangue capilar ou de amostras de recém-nascidos.

A tecnologia imunoenzimática atual baseia-se na técnica de kits. Os kits contêm reagentes prontos a utilizar, preparados pela fábrica, de elevada qualidade. Ao mesmo tempo, o kit contém soluções padrão com concentrações conhecidas e prontas a utilizar, que permitem seguir as instruções, construir curvas, curvas de calibração (63).

Para além das vantagens que mencionámos, os métodos imunoenzimáticos apresentam duas insuficiências:

- permeabilidade analítica relativa para algumas determinações, em comparação com a RIA, metodologia radioimunológica.

- custo relativamente elevado dos reagentes.

5.4. Método de análise imunofluorométrica

Neste método, o anticorpo ou antigénio não é marcado com enzimas nem com radioisótopos (64). O seu metabolismo é efectuado por uma combinação que possui o fenómeno de fluorescência. Estas combinações são seleccionadas de modo a produzirem um brilho fluorescente de curta duração. O simbolismo deste método é "FIA", do inglês Fluoro-Immuno-Assay. (64)

Os acoplamentos fluorescentes utilizados para marcar antigénios ou anticorpos são de natureza orgânica. Os mais importantes são o isotiocianato de fluoreno (FTIC), a rondamina e o umbiliferão. O método clássico de fluorescência apresenta, de facto, numerosos problemas analíticos. O mais importante destes problemas é a cobertura do feixe de fluorescência pela radiação do raio que provoca a fluorescência (radiação de excitação) (65). Tal facto relaciona-se com fenómenos limpos de ótica física, que são o efeito Raman e o efeito Raylight. Estes fenómenos de ótica física provocam um grau de interferência bastante elevado no método clássico de análise fluorométrica. As interferências neste método dão origem a pseudofluorescências geradas em resultado da composição química complexa do soro, que é objeto de análise. Uma das condições analíticas mais importantes do método de imunofluorescência tem a ver com o facto de o comprimento da onda de radiação $X1$ que produz a fluorescência (após interação com o coeficiente de fluorescência) e o comprimento da onda de fluorescência 12 deverem ter uma diferença significativa entre si. Geralmente, no método de imunofluorescência, a radiação de fluorescência tem um comprimento de onda $11 = 480$nm. A fluorescência gerada tem um comprimento de onda $12 = 520$ nm. (62)

As figuras seguintes mostram os espectros de excitação e fluorescência do isotiocianato de fluorescência e do elemento químico enzimático.

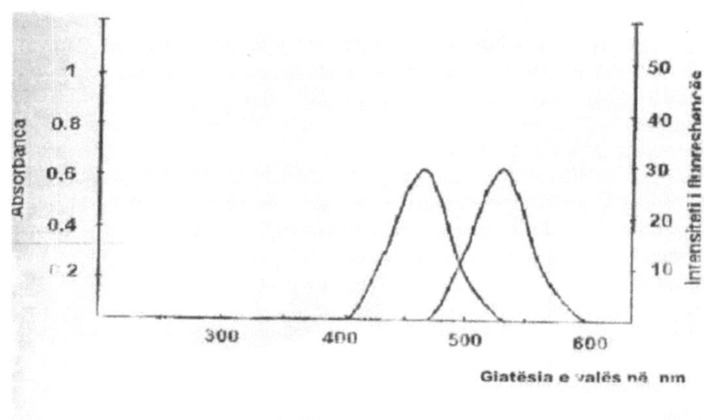

Figura No. 5.5. Espectro de radiação dos isótopos de excitação e irradiação.

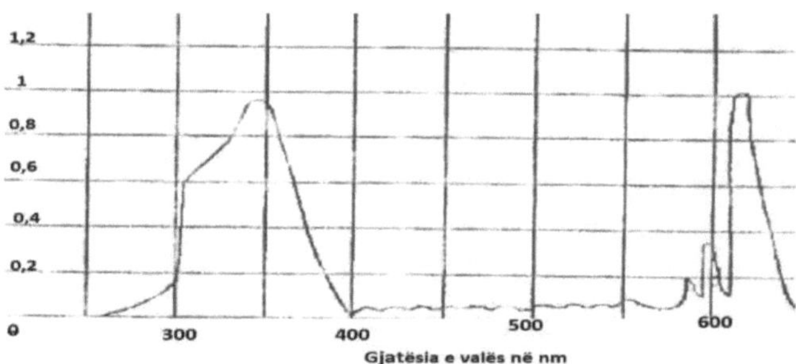

Fig. n° 5.6 Espectro de Fluorescência Enzimática Respiração e Radiação Enrópica utilizado para marcação de anticorpos e antigénios no método florométrico

O soro sanguíneo é figurativamente um "oceano" de substâncias bioquímicas orgânicas e inorgânicas (28). Quando o soro sanguíneo é agredido no comprimento de onda de 340 nm (ultravioleta próximo), produz uma fluorescência no comprimento de onda de 500 nm (66). Todos estes fenómenos tornam difícil a utilização do método clássico de fluorescência para determinar uma substância presente no soro sanguíneo. Quando a substância a analisar se encontra em concentrações elevadas, a precisão da metodologia é muito boa. A determinação de proteínas e medicamentos no sangue é bem conseguida com o método clássico de imunofluorescência. Quando as concentrações são pequenas, por exemplo, no caso da determinação do nível hormonal, o efeito do sinal fonético, a presença de fluorescência parasita reduz significativamente a exatidão do método. Para evitar as deficiências acima mencionadas, é utilizado o método de amplificação enzimática do sinal de fluorescência ou fluorescência de luz polarizada. Esta tecnologia melhorou radicalmente a utilização da imunofluorescência na imunocitoquímica clínica (67).

5.5. *Definições homogéneas de imunofluorescência*

Nesta tecnologia analítica, atualmente muito difundida nos laboratórios médicos, existem dois métodos: o primeiro método que é também conhecido pelo termo Imuno-Fluorescência Polarizada. A designação simbólica deste método é "Fluoreshence-Polarization-Immuno-Assay" (FPIA), o segundo método baseado na fluorescência da luz polarizada, é o método conhecido pelas iniciais "SLFIA" (Substrate-Labeled-Fluorescent-Immuno- Assay). Esta abordagem difere da primeira que utiliza um substrato para a explosão da reação e emissão de luz (51). Neste método, a substância que está a ser analisada é marcada com fluoróforos. O princípio de dosagem é físico e baseia-se nas diferentes velocidades da substância em análise quando esta se encontra livre e associada ao antissoro (anticorpo analítico). Se uma amostra analítica fluorescente for colocada no caminho ótico de um feixe de luz polarizada, o grau de polarização da luz irradiada pela amostra fluorescente depende da dimensão geométrica da molécula que contém o fluoróforo. Para esta molécula, é aconselhável determinar a quantidade de antigénios marcados com antigénio ou a quantidade de antigénios livres. Desta forma, é possível determinar a substância a ser submetida ao exame. Esta tecnologia requer a combinação de um polarímetro com a câmara clássica do fluorómetro. Por este motivo, é instalado um polarizador no fluorómetro. O polarizador é composto por filtros polarizadores constituídos por cristais líquidos. Estes filtros são capazes de medir a luz radiante em dois planos, perpendiculares entre si. A polarização "P" é medida em unidades arbitrárias e é dada pelo relatório (68):

$$P= \frac{\text{(Intensidade da polarização vertical - intensidade da polarização horizontal) antiponto ligado)}}{\text{(A intensidade da polarização vertical - a intensidade da polarização horizontal)}}$$

A polarização medida nestas condições será proporcional à concentração da hormona marcada e associada ao anticorpo específico. Em contrapartida, a polarização medida é proporcional à concentração da hormona livre presente no ambiente de reação.

No método FPIA é medida uma variação da polarização da luz. Por este motivo, a interferência da fluorescência não específica será reduzida ao máximo. Apesar disso, quando se medem concentrações

mais baixas de hormonas ou de outros compostos, é necessário fazer uma correção da medição "blankut", sob pena de se perder a análise.
A figura seguinte resume o esquema analítico do método SLFIA.

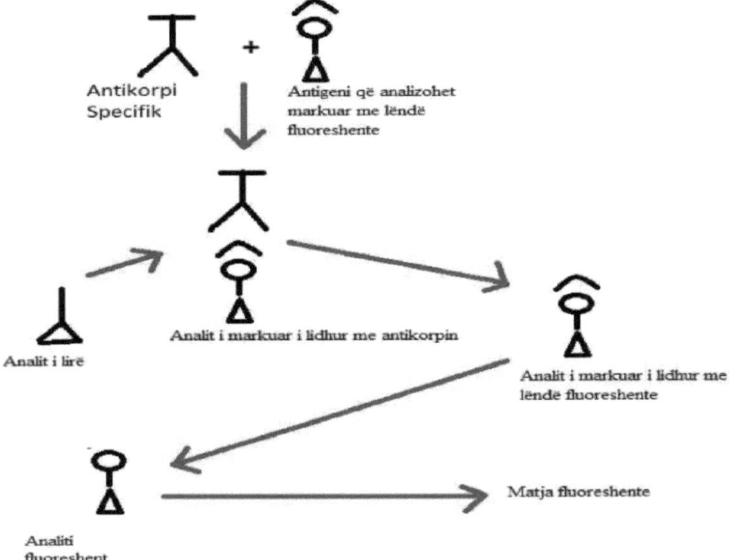

Fig. 5.7. O esquema analítico principal da dosagem no método "SLFIA".

O esquema analítico do método SLFIA mostra claramente que é utilizada uma enzima especial para separar o fluoróforo da molécula marcada do analito marcado. O método analítico "SLFIA" utiliza um marcador analítico, que consiste na substância a analisar marcada com fluoróforos. Esta substância fluorescente é o "beta-galactosídeo - umbilifenona". Esta substância funciona como substrato. Este método utiliza também um anticorpo específico contra as substâncias em análise, a enzima beta-galacto-oxidase e o soro sanguíneo submetido ao exame. A enzima beta-galactosidase hidrolisa a ligação química que une o umbiliferon ao grupo beta-galactosil, produzindo assim a substância fluorescente (69).

É de notar que a enzima não pode atuar sobre a substância a analisar marcada enquanto esta estiver ligada ao anticorpo específico da substância a analisar. A substância a analisar contida no material biológico compete com a substância a analisar marcada através dos locais de ligação do anticorpo, e cada molécula da substância a analisar marcada é hidrolisada pela enzima. No final do procedimento analítico, obtém-se uma intensidade de fluorescência medida, que é proporcional à concentração da substância a analisar no soro sanguíneo (70).

5.6. O método de imunofluorescência, o aparelho de fluorescência polarizada

Esta tecnologia foi desenvolvida para determinar exames serológicos através da imunofluorescência, tais como hormonas, marcadores tumorais, antigénios virais, medicamentos, etc. Existem duas possibilidades para diagnosticar uma doença metabólica por imunofluorescência. (71):

Substâncias que são analisadas, deduzidas e medidas diretamente,

Pode ser deduzido por ser o papel do antigénio, que entra numa reação com marcadores analíticos específicos marcados com fluorescência.

A reação analítica antigénio-anticorpo é utilizada para;

para medir um anticorpo, (símbolo Ab do anticorpo)

Neste caso, como o reagente analítico serve um antigénio específico deste anticorpo

- para medir um antigénio, 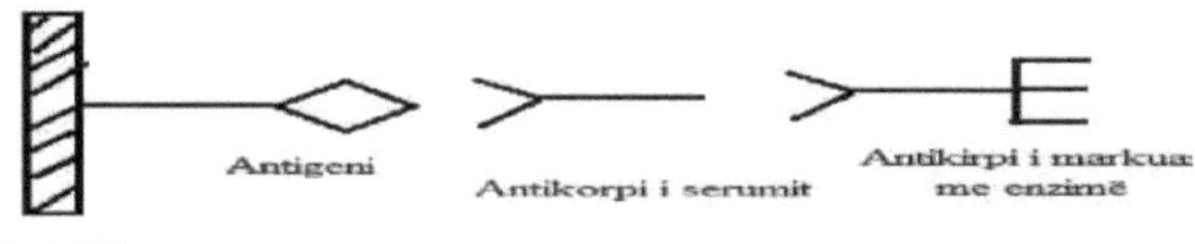 (o símbolo do antigénio Ag)

Neste caso, o reagente analítico é um anticorpo específico contra este antigénio
Um anticorpo tem uma elevada especificidade em relação ao seu antigénio. Para analisar um anticorpo presente no soro sanguíneo, este último é descartado para um volume específico (de 100 a 200 pl) no mapa analítico, onde o antigénio específico deste anticorpo é fixado na fase sólida. Este procedimento é esquematizado na Fig. 5.8.

Fig. 5.8. Determinação do anticorpo sérico pelo método de imunofluorescência.
Para medir um antigénio presente no soro em análise, o antigénio específico para esse antigénio é fixado na fase sólida. Os dubletos antigénio-anticorpos (Ag-Ab) ligam-se à enzima ou à conjugação fluorescente, que na técnica de imunofluorescência é o 4-metil-umbeliferinil-fosfato. Esquematicamente, esta fase analítica é descrita na Fig. 5.9.

Fig. 5.9 Esquema de determinação do antigénio sérico com a técnica de imunofluorescência.
No método anticorpo-antigénio (Ag-Ab) anticorpo-antigénio-anticorpo, é marcado com E. Enzima. Esta enzima é normalmente o fosfato alcalino (ALP). O substrato desta enzima é o 4-metil-umbeliferil-fosfato. Este substrato, sob a ação da fosfonase alcalina (ALP), é decomposto em 4-metil-umbiliferona (71). Este produto apresenta fluorescência. A intensidade de fluorescência que mede o aparelho é proporcional à quantidade de antigénio (Ag) ou anticorpo (Ab) que é determinada. Esquematicamente, esta reação analítica pode ser apresentada da seguinte forma:

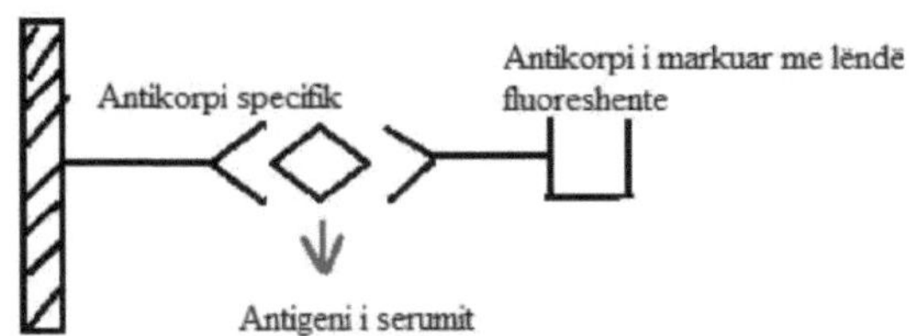

Enzima (ALP) + → → fluorescência

Substrato 4-metil-umbeliferona 4-metil-umbelifrol-fosfato

Figura Nr. 5.10

O dispositivo de imunofluorescência polarizada realiza a técnica de imunoensaio de acordo com este esquema tecnológico:
-o último processo analítico utiliza sempre o mesmo marcador enzimático,

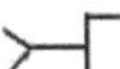

-A reação analítica final é sempre a mesma que a substância fluorescente 4-umbilífera.
-sua excitação, o ultravioleta, com um comprimento de onda de 370 nm, dá uma fluorescência azul de 450 nm de comprimento de onda.

A intensidade da fluorescência é proporcional à concentração da substância que está a ser analisada. A determinação dos antigénios presentes no soro sanguíneo de acordo com o método Sandwich é a seguinte

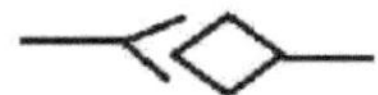

A intensidade da fluorescência é proporcional ao conteúdo do antigénio (Ag) no material biológico. Em resumo, o processo de medição no instrumento de fluorescência polarizada passa por estas fases:
1 via primeiro
Nesta fase, o cone analítico SPR, que contém anticorpos analíticos, atrai o soro sanguíneo onde os antigénios estão a ser analisados. Formam-se anticorpos-antigénios (Ag-Ab) que são fixados nos lados interiores do cone analítico.
Duas etapas
Na segunda fase, o cone é enchido com o balde de detergente, que é obtido a partir do sistema de cartuchos. O dispensador de detergente remove os anticorpos livres que não estão envolvidos em combinações Ag-Ab. No interior do cone analítico, fixado à fase sólida, permanecem os pares Ag-Ab.

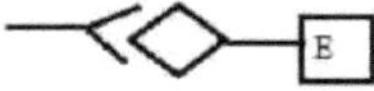

O número de pares antigénio-antipasmódico (Ag-Ab) é proporcional ao teor da substância em análise.
3ª terceira etapa
Nesta fase, o cone analítico que contém o anticorpo anti-Ag-Ab (Ag-Ab) absorve e é preenchido com o conjugado enzimático. Após um certo tempo de incubação, forma-se o tripleto anticorpo-antigénio-enzima (Ab-Ag-E).

O número de tripletos formados é proporcional à concentração da substância a ser analisada no soro sanguíneo.
4ª fase
Nesta fase, o substrato é injetado no cone analítico. O substrato, sob a ação da enzima triplete, é decomposto em 4-metil-umbilifereno, que é uma conjugação fluorescente.
Esta coincidência é submetida a uma radiação ultravioleta com um comprimento de onda de 370 nm, o que provoca o aparecimento de uma fluorescência de cor azul e comprimento de onda de 450 nm. (72) A intensidade da fluorescência é proporcional à concentração da substância que está a ser analisada.

Capítulo 6
6. Exames de base de exploração das patologias inflamatórias do organismo
6.1. Eritrootment ou indicador Karz

Este teste, conhecido pelo símbolo ERS (Eritrosedimenti), é designado por velocidade de sedimentação dos eritrócitos. Este teste mede a velocidade a que os eritrócitos sedimentam no plasma sanguíneo, no qual se encontram em forma de suspensão. A ERS (Eritrosedimentação) depende de muitos dos factores mais importantes: (73)

- viscosidade do sangue: a viscosidade do sangue depende da concentração de lipoproteínas, proteínas totais e hematócrito (Htc),

-morfologia dos eritrócitos,

Plasma químico plasma sanguíneo,

Dos componentes químicos do plasma sanguíneo, a maior influência na determinação do ERS (eritroodimentação) tem o seu conteúdo em fibrinogénio, globulinas A, globulinas Y, crioglobulinas e anticorpos (Ab) produzidos pelo processo de destruição celular.

conteúdo do plasma sanguíneo e muitos medicamentos, sendo os mais proeminentes a cortisona, os anti-inflamatórios e a heparina.

O método analítico para a determinação da eritro-imitação (ERS) é processado pela Westergreen.

A amostra de sangue é tratada com anticoagulantes do tipo Na 3,8% (74,75, 76). Depois de cuidadosamente homogeneizada, esta amostra é colocada para sedimentar num tubo especial de vidro ou plástico, que tem uma escala milimétrica. Uma condição importante é a posição vertical da pipeta de sedimentação. O processo é realizado em condições de temperatura ambiente de 180-250 mas nem muito baixa nem muito alta porque a primeira afecta a diminuição do processo de sedimentação, a segunda pode aumentar o processo de sedimentação, pelo que em ambos os casos temos um resultado não real. Normalmente a leitura do processo é efectuada após 1 hora, mas pode ser realizada a média aritmética dos valores de sedimentos no final da 1ª e 2ª hora.

O índice de Katz com a simbologia IK é calculado através da fórmula (73)

$$\text{Indeks Katz (IK)} = \frac{ERS\ 1^h - \dfrac{ERS\ 2^h}{2}}{2}$$

Os valores normais de ERS para 1h são (73):
- Recém-nascidos 0-2 mm / h
- Macho adulto 1-10 mm / h
- Fêmea adulta 1-15 mm / h
- Idosos 0-20 mm / h

Os valores normais do índice de Katz são 10-20.

A ERS é um indicador não específico da doença. Deve ser interpretado em função do caso clínico.

A eritro-sedimentação é útil no controlo de infecções e patologias malignas (neoplasias).

As taxas de erosão elevadas (ERS) são encontradas num grande número de patologias. Geralmente, o crescimento dos valores de ERS é agrupado em 3 grandes grupos:

Os valores de A aumentaram facilmente entre 20-50 mm / h.

s patologias mais comuns em que estes achados de ERS são verificados são: (77, 78)
- tumor,
- Doenças reumáticas,
- Anemia
- Gravidez,
- Infecções, etc.

B-Valores elevados incluídos em intervalos de 50-100 mm / h.

As patologias mais comuns em que se verificam estes achados de ERS são
-Carcinoma -Hepatite viral
-Linfoma -Mononucleose Infecciosa
-Reumatismo -Glomerulonefrite aguda

-Artrite reumatoide - Várias patologias infecciosas
-Sarcoidose -Tuberculose
Os valores C-ERS superiores a 100 mm / h são considerados demasiado elevados.
As patologias mais comuns em que se verificam estes achados de ERS são
-Leucose, osteomielite, cancro da mama, infecções sépticas graves, hipernefroma com metástases, enfarte pulmonar, artrite reumatoide séptica.

6.2 *Imunoglobulinas séricas*

As imunoglobulinas (Ig) são proteínas com atividade anti-corpo. As imunoglobulinas (Ig) migram para a eletroforese de proteínas na região da gama-globulina (79). Apenas uma pequena quantidade delas migra para a região ß (IgM) e na região a2 migra a IgA. As imunoglobulinas são constituídas por 4 subunidades polipeptídicas. Estas subunidades polipeptídicas representam 2 cadeias pesadas e 2 cadeias leves, ligadas entre si por ligações dissulfúricas. As cadeias pesadas são de 5 tipos básicos, o que corresponde diretamente a 5 classes de imunoglobulinas (80). Estas 5 classes são as imunoglobulinas IgA, IgD, IgG, IgE e IgM.

Os valores normais de imunoglobulina no soro sanguíneo dependem da idade e do sexo, mas os valores aproximados seriam: (66)

- IgA 90-400 mg/dl
- IgE 20-450 mg/dl
- IgG 800-1800 mg/dl
- IgM 60-280 mg/dl
- IgD 0,2-0,4 mg/dl

Os valores de imunoglobulina aumentam acima do limite superior da normalidade em duas patologias importantes: gamopatia monoclonal e gamopatia policlonal.

Tomadas em especial, as imunoglobulinas aumentam em patologias das mais diversas, mas crescem em qualquer patologia de carácter infecioso. Estamos a enumerar as principais patologias em que as imunoglobulinas aumentam acima dos valores normais (66, 77, 78):

A aumenta acima de 400 mg / dl em	- IgE aumenta a concentração mais elevada 450 mg / dl em:
- Hepatite crónica	-Airgia
-Infecções crónicas	- Paratiroidismo
-Colagenopatia	-Astmma crónico (bronquite crónica)
-Doença de Berger	-Mieloma IgE
-Mieloma IgA	-Artriti nodoz

A IgG aumenta a sua concentração acima de 1800 mg / dl e - A IgD aumenta a sua concentração acima de 0,4 mg / dl.

Hepatite crónica	- Kolagenopati

- Colagenopatias	- Infecções crónicas
-Mieloma IgG	-Hepatite crónica
- Gamapatia monoclonal benigna IgG	-mieloma IgD

A IgM aumenta a sua concentração acima de 280 mg / ml em: patologia infecciosa aguda, infecções crónicas, hepatopatia aguda e crónica, colagenopatia, morbus maldenstrom.

A utilização de imunoglobulinas na bioquímica clínica é efectuada em combinação com outras determinações analíticas laboratoriais, imagiológicas e clínicas.

As imunoglobulinas são medidas por vários métodos analíticos. Entre estes métodos destacam-se (51, 81), a imunoeletroforese, a imunodifusão radial, a imunoturbidimetria, a imunofluorescência polarizada em placas de acetalcelulose.

6.3 Fibrinogénio no plasma sérico

O fibrinogénio é uma glicoproteína com um peso molecular de 340.000 dalton. É sintetizada no fígado e desempenha um papel muito importante na ocorrência de coagulação, hemostasia e coágulos sanguíneos. O fibrinogénio serve de substrato fisiológico para a enzima trombina (81, 82). Em relação ao fibrinogénio a trombina actua como uma enzima proteolítica específica, separando as duas moléculas peptídicas do fibrinogénio, o fibrinopeptídeo A e o peptídeo B da fibrina. Este monómero de fibrina é instável e insolúvel no plasma sanguíneo. Além disso, este monómero de fibrina é polimerizado, formando fibrina. A fibrina estável volta ao estado solúvel sob a ação do fator de coagulação XIII, que é um fator de estabilização da fibrina.

Os valores normais de fibrinogénio no sangue são de 200-400 mg / dl.

Valores elevados de fibrinogénio no sangue são encontrados nas seguintes doenças infecciosas de natureza aguda ou crónica, colangite, necrose do índigo, tumores, queimaduras, estado pós-gravidez, lesões renais com nitrogénio em adultos. (28)

Concentrações baixas de fibrinogénio inferiores a 200 mg/dl encontram-se em patologias ulcerosas, mieloma múltiplo, doença de Waldernstrom, concentração elevada de heparina no sangue. (77)

Os métodos analíticos para a determinação do fibrinogénio no sangue são (83,84,85):
- Nefelometria
- Método cronométrico com trombone
- Método fotométrico imuno-turbidimétrico
- Método Turbidimétrico com Sulfato de Sódio Na2 SO4 10%

6.4. Proteína C-Reactiva (PCR) e respectivos métodos de determinação

-A proteína C-reactiva é sintetizada no muco durante a fase aguda dos processos inflamatórios (86). Qualquer presença de patologia acompanhada de inflamação e/ou infeção bacteriana está associada a um aumento dos valores de PCR acima do normal (77). Diferentes estudiosos são de opinião que a taxa de crescimento da sua síntese é um fenómeno que acompanha o seu crescimento desde os primeiros tempos e os valores aumentaram 5-6 vezes o valor normal. Esta taxa de crescimento reflecte diretamente a extensão da intensidade da inflamação presente. Um declínio rápido dos níveis de PCR no soro indica a eficácia da terapia terapêutica utilizada. (78) A proteína C-reactiva (PCR) é um teste que se relaciona com o recetor antigénio-antigénio (Ag-Ab). Esta reação é um método não específico para avaliar a gravidade e o desempenho de patologias inflamatórias e patologias associadas à necrose intestinal. Em algumas das patologias associadas à necrose indecorosa os valores de PCR ultrapassam os 100 mgdl. Tais patologias são o enfarte do miocárdio, a artrite reumatoide, a presença de tumores malignos. A presença de proteínas C-reactivas é observada 18h a 24h após a ocorrência do endurecimento. A determinação da proteína C-reactiva é um teste muito útil para monitorizar a evolução do reumatismo durante o processo de tratamento e para avaliar e interpretar os valores de erradicação (ERS). A determinação significativa da proteína C-reactiva foi monitorizada em queimaduras de grandes dimensões, intervenções cirúrgicas, transplantes de vários órgãos (rins, etc.). A determinação da proteína C-reactiva é efectuada no soro da amostra obtida a partir de sangue venoso (75). As patologias mais comuns associadas à presença de PCR elevada são: lúpus eritematoso, infecções bacterianas agudas, enfarte agudo do miocárdio, intervenções cirúrgicas, tumores malignos. (33):

A determinação da PCR no soro sanguíneo é mais valiosa como prova inflamatória do que a erradicação (ERS), porque a ERS é influenciada por muitos factores que dão valores elevados e nos casos em que não estão associados a inflamação ou necrose tecidular. Assim, o crescimento da ERS na ausência de inflamação ou necrose indigo encontra-se em patologias como: (33, 48):
- anemia com diminuição acentuada do número de eritrócitos,
- na gravidez devido ao aumento do fibrinogénio,
- no mieloma múltiplo e noutras patologias associadas ao aumento das globulinas Y,
- na nefrose, em consequência da diminuição da albumina e do aumento das globulinas.
na nefrose, em consequência da diminuição da albumina e do aumento das globulinas.
Para medir a concentração da proteína C-reactiva, são utilizados vários métodos:
   -aglutininas frias   , com base na reação antigénio-Antikorp (Ag-Ab),
   -Método nefelométrico   ,
   -método imunoturbitométrico   ,
   -Método ELISA   ,
   -Método da imunodeficiência radial   ,
   -espetrofotometria de reflexão   ,
   -Método de imunofluorescência   em química seca.
Estamos a descrever alguns deles:
-a) Método nefelométrico:
   O método nefelométrico é muito exato, rápido e conveniente para medir a concentração de PCR no soro sanguíneo (87). É um método muito conveniente para determinar uma substância dispersa, inquebrável, de tamanho muito pequeno, capaz de produzir o efeito ótico de Tyndal. A diferença entre o método nefelométrico e o método turbidimétrico reside no facto de a nefelometria medir a radiação difundida pelas partículas da fase dispersa. Esta medição é efectuada em ângulo reto, em relação à direção da radiação incidente na solução em análise (88). O instrumento não metrológico distingue-se do aparelho fotométrico pelo facto de o elemento fotossensível estar montado no exterior da fonte radial de luz. Este elemento fotossensível está situado num ângulo reto em relação a este eixo. Isto permite medir apenas a radiação difusa e não a radiação de transmissão na solução analítica. A intensidade da radiação difusa é proporcional à concentração da substância dispersa.
De um ponto de vista matemático, este fenómeno físico é introduzido pela lei de Raylegh (86,88):

$$I = K \frac{NV^2}{R^2 \lambda^4} I_0$$

Os elementos desta fórmula são:
-Io   é a intensidade do intervalo de queda no material que está a ser analisado,
-i é a intensidade do espetro de difração do raio difundido,
   -1 é o comprimento da onda de radiação,
-N   é o número de partículas dispersas por unidade de volume,
-V   é o volume de uma partícula,
r é a distância da célula fotoeléctrica à matriz de medição,
-k é a constante do aparelho de medição.
A fórmula acima mostra que a intensidade do sinal nefelométrico depende de diferentes variáveis. No entanto, quando se utiliza um aparelho nefelométrico e um comprimento de onda também determinado, a fórmula acima assume a forma de:

$$I = K_1 N \; ku \; K_1 = \frac{V \, I_0}{4R^2}$$

O que implica que, nas condições acima referidas, a intensidade da luz dispersa (sinal nefelométrico) é uma função linear do número de partículas presentes na suspensão analítica, ou seja, da concentração.

A análise nefelométrica é uma análise muito sensível e altamente padronizada. Ao mesmo tempo, é muito exacta, com um coeficiente de variação CV = 2-3%. O impacto no resultado da análise pode ter factores como o pH do ambiente analítico, a presença de polímeros (polietilenoglicol), substâncias coloidais, substâncias interferentes.

-b) Método imunoturbidimétrico de determinação das proteínas C-reactivas

Os anticorpos anti-CRP, que aderem aos reagentes, entram em reação imunológica em associação com os antigénios de CRP baseados no soro, que são sujeitos ao exame. A partir desta reação, formam-se complexos Ag-Ab antigénio-antigénio. A aglutinação formada é medida através do método turbidimétrico, utilizando um turbidímetro (medidor de turbidez) ou um fotómetro programável (90). A adição de um reagente PEG (polietilenoglicol) permite que a reação avance mais rapidamente para o seu fim, aumentando simultaneamente a sensibilidade e a especificidade da medição.

a. Composição dos reagentes do kit

O kit utilizado inclui três reagentes

REAGENTI R1

-       Tampão TRIS/HCl pH 7,6 100 mmol/l
-       NaCl 4,5 %
-       Polietileno -Glikoli

REAGENTI R2

-       antikorpi anti -CRP titër i lartë
-       Tampão Tris/HCl pH 7,6 50 mmol/l
-       Na Cl 300 mmol/l

REAGENTES R3

-       PCR padrão 100 mg/dl

Preparação e estabilidade dos reagentes

- O reagente R1 está pronto a ser utilizado.

- O reagente R2 está pronto a ser utilizado. O reagente R3, que se encontra sob a forma de liofilizado, é digerido na quantidade recomendada pelas instruções, respeitando rigorosamente e utilizando H2Od muito puro.

- se os reagentes forem refrigerados, são estáveis até à data de validade.

O material biológico sujeito a determinação é necessariamente o soro (sem anticoagulante)

Quadro 6.1 Modo de efetuar a análise

Ordinal Nr		EM BRANCO	STAND ART	UMA ALIZA
1	SÉRIE	-	-	50 μl
2	STAND ART	-	50 μl	-

3	Na Cl 0,9 %	50 μl	-	-
4	REAGENTE Ri	500 μl	500 μl	500 μl
5	R2	100 μl	100 μl	100 μl

Misturar bem, incubar 5 'a 370 C e ler a absorvância A1 a 546 nm.
- em cada tubo branco, padrão e de análise, adicionamos 100 pl R2
Incubar novamente 5 'a 37 ° C e medir a absorvância A2 no comprimento de onda de 546 nm.

$$CRP \left(\frac{mg}{l}\right) = \frac{C_s}{\Delta A_s \{(A_{2s} - A_{1s}) - (A_{2B} - A_{1B})\}} \; X \; \Delta A_A\{(A_{2A} - A_{1A}) - (A_{2B} - A_{2B})\}$$

- Cs é o foco padrão
- AAs representa a diferença da absorvância do standrtit em relação ao blankut
- A AA representa a diferença de absorvância da amostra que é analisada em relação à manta

Como qualquer exame e este método tem suas limitações, desta forma a definição de proteínas C-reativas tem grande influência na presença de triglicerídeos em valores elevados já que sua tubulência dá valores falsos positivos. Relativamente à presença de iterícia, a hemólise não apresenta qualquer interferência no exame.

O modo de programação de um espetrofotómetro manual seria

Quadro 6.2 Programação no fotómetro CRP

Método	Fixar o tempo com Standartë
Unidade	mg/l
Tempo de incubação neste caso	10"
Tempo de intervalo	*300"*
Temperatura	**370 C**
Volume de sucção	450 gl
Direção da reação de inclinação positiva	Encosta de Pozitiv
Standart	100 mg/dl

Capítulo 7

7. Objetivo do estudo:

A anti-TPO está presente no soro de quase todos os doentes com tiroide de Hashimoto, em mais de 70% dos doentes com doença de Graves e, num grau variável, em doentes com doença autoimune não oxidante e em alguns indivíduos normais. Existe uma boa correlação entre o grau de infiltração da glândula tiroide e o título de anti-TPO. A tiroidite pós-parto, normalmente um distúrbio temporário, ocorre com elevada frequência em mulheres com presença de anti-TPO. A presença de anti-TPO e anti-Tg é um marcador clinicamente útil para determinar a doença autoimune da tiroide e para detetar uma profilaxia autoimune básica na tiroide.

O objetivo deste estudo é identificar a correlação entre diferentes doenças auto-imunes da tiroide e a presença de anticorpos anti-TPO e anti-TG. Avaliação da disfunção da tiroide em doentes com esta doença na população da região de Gjirokastra com base no nível de presença de auto-anticorpos da tiroide e noutros exames específicos da tiroide.

Capítulo 8

8. Material:

Os indicadores laboratoriais de 176 doentes casuais com patologia da tiroide durante o período de janeiro de 2010 a junho de 2105 foram apresentados ao endocrinologista no Hospital Regional Omer Nishan em Gjirokastra para uma visita de estudo.

Capítulo 9

9. Metodologia:

Os doentes foram examinados clinicamente, de acordo com as normas da sonda de exame, imagiologia, ecografia da glândula tiroide, e o nível laboratorial determinou os níveis de hormonas da tiroide, T3 livre, T4 livre, anti-TPO, Tg , Anti-TG, ERS, CRP, em 36 deles é definido anti-TSH Ab.

O exame de TSH e T3 livre e T4 livre, TG, anti-TPO, anti-TSH Ab foi efectuado utilizando a metodologia de quimioluminescência, os anticorpos anti-TG foram realizados com o princípio da metodologia ELFA. A determinação da proteína CR foi efectuada com a técnica de Nefelometria, a determinação da Eritrosedimentação foi efectuada com o método clássico de colapso livre durante um período de 1h, tendo sido utilizado sangue citratado.

A determinação dos anticorpos anti-Tg é efectuada na amostra de sangue, o soro. O método utilizado é o ELFA, aplicado à determinação do anticorpo anti-TG (71). O princípio de rastreio combina: um método de sanduíche em duas etapas com deteção de fluorescência final (ELFA). Como fase sólida, a SPR serve e todos os reagentes estão prontos a utilizar na respectiva tira fechada, sendo tudo isto efectuado automaticamente pelo instrumento. Há uma interação cíclica periódica com a SPR várias vezes. Após a pré-lavagem e a diluição da amostra, os anticorpos anti-TG presentes na amostra ligam-se à camada proteica no SPR. Os componentes não ligados são eliminados durante a lavagem cíclica. Os anticorpos humanos anti-IgG associados à fosfatase alcalina ligar-se-ão à camada imunitária complexa na parte inferior do SPR. Na fase de enxaguamento final, removem-se os componentes que não estão associados aos suplementos de anticorpos. Os tabuleiros de deteção do substrato final, 4-metil- umberifiril-fosfato, são colocados no SPR superior. A enzima conjugada catalisa a hidrólise, resultando no produto de uma fluorescência medida a 450 nm. A intensidade da fluorescência é proporcional à concentração de anticorpos anti-Tg presentes na amostra (90).

O nível de TG é determinado pelo método de quimioluminescência. A quimiluminescência é gerada por uma pequena quantidade de éster-acridínio ligado ao tiroglobulus humano. Após os ciclos programados de pipetagem, separação, aspiração e enxaguamento, realiza-se a reação de quimiluminescência. Nesta reação, existe uma relação matemática inversa entre a concentração de anticorpos TG presentes no soro e o tamanho relativo das unidades de intensidade luminosa (RLU) detectadas pelo sistema (91).

Os anticorpos anti-TPO foram determinados pelo método de quimioluminescência. A técnica utilizada é o imunoensaio competitivo. Os auto-anticorpos anti-peroxidase anti-TPO, presentes no soro do doente, competem competitivamente com os anticorpos monoclonais anti-TPO. Estes anticorpos são convencionalmente revestidos com partículas paramagnéticas de fase sólida, para uma quantidade limitada de TPO humana marcada com éster-acridínio, que também é marcada com anticorpos monoclonais anti-TPO. No final do procedimento analítico, após a pipetagem, a incubação de enxaguamento, efectuada analítica e automaticamente pelo instrumento, produz a radiação de quimioluminescência. Existe uma relação inversa entre a quantidade de anticorpos anti-TPO presentes no soro do doente e a radiação de quimioluminescência expressa em unidades de luz relativas (RLU), medida pelo sistema de medição do instrumento (2,51,81,91).

O princípio da metodologia na determinação do T3 e T4 livres presentes no soro do doente é competitivamente correlacionado com acridina - esterase, que é marcada com T3 / T4. Para além da reação, uma quantidade limitada de biotina é associada a anticorpos policlonais de coelho anti-T3 / anti-T4. A biotina marcada com anti-T4 está ligada à acridina, que é convencionalmente revestida com partículas paramagnéticas na fase sólida.

Existe uma relação inversa entre a concentração de T4 livre / T3 livre no soro examinado e a quantidade de RBMs emitida e medida pelo instrumento (92). A abordagem analítica é desenvolvida de acordo com um programa analítico computorizado.

9.1 Exames exemplares.

Para o exame ecográfico da tiroide, utilizámos a sonda de -7,5-10 mega-hertz (93). O exame é sempre feito após o exame clínico (história, queixas locais e gerais, exame da tiroide, palpação, etc.). O doente deita-se em decúbito dorsal, com hiperextensão do pescoço, lança-se o gel e desliza-se a sonda precocemente no corte transversal, e olha-se e massaja-se um lobo por exemplo; à direita, medimos as dimensões e descrevemos a ecogenicidade (isoecogénico, hioecogénico, hiperecogénico, anecogénico) em relação aos músculos circundantes (mm esternocleidomastoideu). Em seguida, descrevemos a presença de nódulos, quistos, pseudónimos, etc. (94,95). As sondas com sondas são apresentadas nas figuras abaixo:

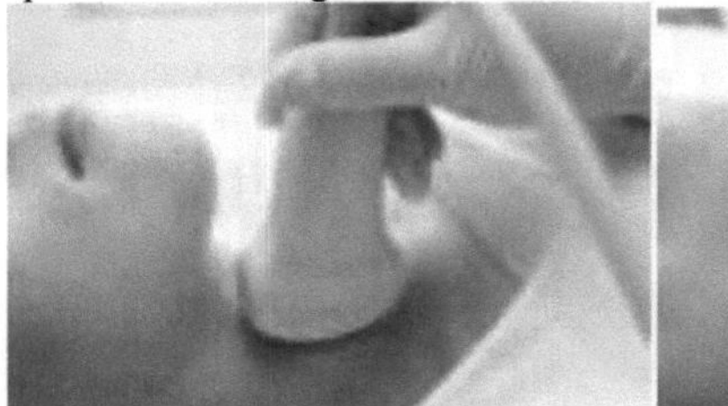
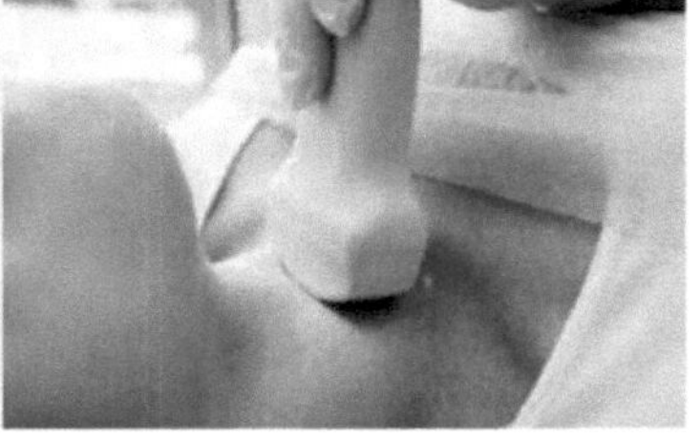

Fig 9.5 Fig 9.6

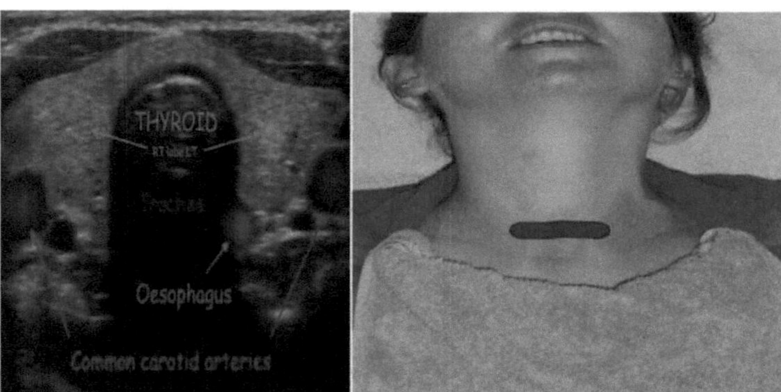

Fig. 9.1 Inserção longitudinal da sonda Figura 9.2 Posicionamento horizontal da sonda

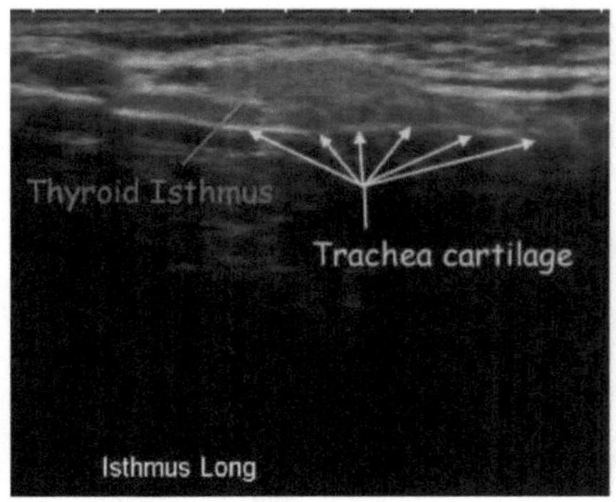

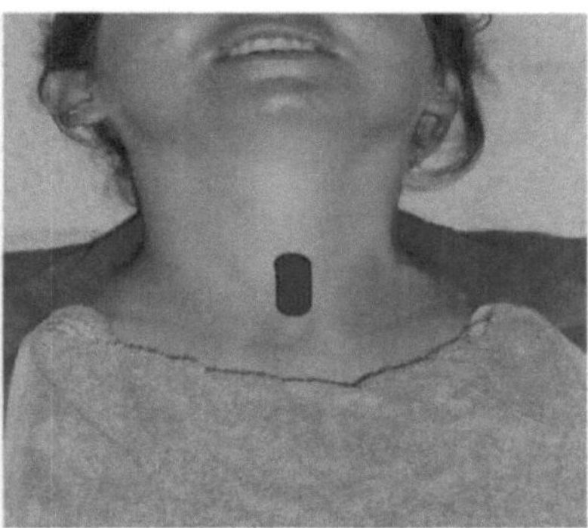

Figura 9.7 Figura 9.8

9.2 Colheita de amostras e sua gestão.

TSH, T3 livre, T4, Tg, anti-Tg, anti-TPO, CRProteína, ERS (eritro-sedimentação), anti-TSH Ab foram determinados para o nosso estudo. As determinações foram efectuadas no soro sanguíneo, que é o material biológico mais adequado para estas determinações. Para obter o soro sanguíneo e para o preservar, foi implementado o protocolo recomendado pelo (NCCLS) National Committee for Clinical Laboratory Standards (74,75,76).

- As amostras de sangue foram colhidas através de punção venosa, aplicando as regras gerais da venupunctura. Após a formação do coagulante vermelho, as amostras foram centrifugadas para obter o soro valioso. Normalmente, os exames eram realizados no mesmo dia, mas nos casos em que não era possível, respeitava-se o protocolo de conservação no frigorífico a 20-80 °C, uma vez que, nestas condições de amostragem, vale a pena examinar no prazo de 24 horas, a uma temperatura de -20° C estas amostras são duradouras.

Capítulo 10

10. Resultados e discussões:

Para efeitos do estudo, os doentes que foram visitados pelo clínico endocrinologista que avaliou os dados clínicos e imagiológicos, o ECHO da glândula tiroide, e que para confirmar ou excluir o diagnóstico pretendido solicitaram a realização de exames laboratoriais em relação ao estado patológico das suas glândulas tiroide. No total, são 176 indivíduos com idades compreendidas entre os 20 e os 65 anos, dos quais 22 são do sexo masculino e 154 do sexo feminino. Os parâmetros (variáveis) que são estudados são 9 no total.

O estado patológico do doente é determinado pelo nível de TSH (hormona tiroestimuladora). Assim, é interessante estudar a correlação entre esta variável e outras variáveis. Para a utilização de programas estatísticos, os dados foram adaptados por acordo prévio e sem prejuízo da sua importância na determinação da patologia do doente. Para chegar a conclusões mais claras e pormenorizadas, a metodologia interpretativa dos resultados assenta na interpretação da existência e direção (positiva-negativa) da correlação, aceitando como resultados apenas as correlações que apresentem um nível de significância aceitável. Esta última está reflectida na tabela com os símbolos "**" para o caso em que a correlação é muito forte. No tratamento global dos dados, utilizou-se toda a base de dados sem classificar os casos do ponto de vista patológico e, numa segunda fase, foram classificados em grupos com base no nível de TSH. O software utilizado é o SPSS versão 21.

(P <0,01) e "**" quando a correlação é forte (0,01 <p <0,05) "*"

A partir da tabela de correlação, que é o output do programa SPSS V 21, _verificamos que a TSH se correlaciona forte e fortemente com quatro parâmetros: muito forte (com nível de significância p <0,01) com T3 livre, T4 livre, anti-antioxidante TPO (ATA), e forte (com nível de sinalização 0,01 ≤p <0,05) com anticorpos anti-TG anti-tiroglobulina._

Uma vez que os dados são de tipo quantitativo, o seu tratamento posterior com o método de regressão linear oferece uma relação matemática entre estas variáveis sob a forma de uma equação linear com um nível de confiança de 95%. Assim, assumindo como variáveis dependentes, o parâmetro TSH e as variáveis independentes T3 livre, T4 livre, anti-TPO (ATA) e anti-TG obtém-se a relação linear expressa pela Tab. 10.1 e Equação 1.

Tabela 10.1 Dados do programa SPSS V 21. Coeficientes de regressão linear com o método Stepwise

Modelo		Koefi. Jostandard		Koef. Padrão	t	Sig.	95,0% Intervalo entre as estimativas de B		Estatísticas de tráfego	
		B	Sta.	Beta			Min. lidh	Max lidh	ce	VIF
1	(Konstant	13,634	1,497		9,105	'.000	10,678	16,590		
	T livre₃	-2,807	.452	-.427	-6,214	ʳ.000	-3,699	-1,916	1,000	1,000
2	(Konstant	10,228	1,799		5,684	ʳ.000	6,676	13,780		

	T4 livre	-2,795	.440	-.425	-6,354	^{r}.000	-3,664	-1,927	1,000	1,000
	ATA	.007	.002	.216	3,231	^{r}.001	.003	.011	1,000	1,000
3	(Konstant	10,423	1,783		5,845	^{r}.000	6,903	13,943		
	T livre$_3$	-2,903	.438	-.442	-6,623	^{r}.000	-3,768	-2,038	.987	1,013
	ATA	.005	.002	.171	2,465	^{r}.015	.001	.010	.909	1,101
	ATg	.007	.003	.150	2,143	^{r}.034	.001	.014	.898	1,113

a. Variável dependente: TSH

Na terceira e última etapa do método Stepwise, obtemos os coeficientes e a constante que nos permite construir a equação matemática.

Equação matemática 1: $TSH = 10.423 - 2.903\ (T3) + 0.005\ (ATA) + 0.007\ (ATg) + \varepsilon$

Na equação matemática n.º 1, verifica-se que falta a variável livre T4. Não se trata de um lapso do programa, mas do efeito de multicolinearidade, que resulta da forte correlação entre T3 livre e T4 livre. O programa retém o modelo matemático que tem o "maior impacto" sobre a variável dependente.

A determinação do nível sérico de TSH é de grande importância para identificar a funcionalidade da tiroide. Esta determinação é muito valiosa no diagnóstico diferencial do hipotiroidismo primário em relação ao hipotiroidismo secundário. No hipotiroidismo primário, os valores de TSH estão significativamente aumentados, ao contrário do hipotiroidismo secundário e terciário, em que as concentrações séricas de TSH são baixas (24).

Do tratamento estatístico, concluímos uma correlação muito forte expressa por "**" entre os valores de TSH e T3 livre, T4 livre, ATA (anti-TPO) e uma correlação mais fácil expressa pela presença de um "*" com anti-Tg. Os quadros 10.2 e 10.3 apresentam os dados relativos a todos os casos considerados.

Tabela 10.2 Correlações das variáveis consideradas em Pearson

		age N=176	Sex N=176	freeT3 N=176	freeT4 N=176	ATA N=176	Tg N=176	Anti-Tg N=176	TSH N=176	Anti-TSH N=36	CRP N=176	ERS N=176
age	Pearson Correlation	1	-0.046	0.05	0.016	.171*	0.065	0.02	0.058	-0.162	.227**	.533**
	Sig. (2-tailed)		0.545	0.508	0.833	0.023	0.389	0.788	0.444	0.344	0.002	0
Sex	Pearson Correlation	-0.046	1	-0.007	0.02	0.013	0.023	-0.056	-0.06	.c	-0.072	-0.128
	Sig. (2-tailed)	0.545		0.927	0.791	0.864	0.759	0.457	0.433	0	0.344	0.091
freeT3	Pearson Correlation	0.05	-0.007	1	.835**	-0.009	0.045	0.108	-.427**	0.003	-0.021	0.013
	Sig. (2-tailed)	0.508	0.927		0	0.911	0.557	0.155	0	0.986	0.782	0.859
freeT4	Pearson Correlation	0.016	0.02	.835**	1	0.038	0.058	0.049	-.324**	-0.079	-0.041	-0.041
	Sig. (2-tailed)	0.833	0.791	0		0.621	0.446	0.522	0	0.646	0.59	0.59
ATA	Pearson Correlation	.171*	0.013	-0.009	0.038	1	.162*	.299**	.220**	0.204	0.048	.325**
	Sig. (2-tailed)	0.023	0.864	0.911	0.621		0.032	0	0.003	0.233	0.53	0
Tg	Pearson Correlation	0.065	0.023	0.045	0.058	.162*	1	.190*	0.019	0.11	0.062	.182*
	Sig. (2-tailed)	0.389	0.759	0.557	0.446	0.032		0.012	0.806	0.522	0.416	0.016
anti-Tg	Pearson Correlation	0.02	-0.056	0.108	0.049	.299**	.190*	1	.154*	0.191	-0.002	0.105
	Sig. (2-tailed)	0.788	0.457	0.155	0.522	0	0.012		0.041	0.263	0.98	0.164
TSH	Pearson Correlation	0.058	-0.06	-.427**	-.324**	.220**	0.019	.154*	1	-0.15	0.061	0.101
	Sig. (2-tailed)	0.444	0.433	0	0	0.003	0.806	0.041		0.382	0.425	0.183
Anti-TSH N=36	Pearson Correlation	-0.162	.c	0.003	-0.079	0.204	0.11	0.191	-0.15	1	.429**	0.181
	Sig. (2-tailed)	0.344	0	0.986	0.646	0.233	0.522	0.263	0.382		0.009	0.291
CRP	Pearson Correlation	.227**	-0.072	-0.021	-0.041	0.048	0.062	-0.002	0.061	.429**	1	.409**
	Sig. (2-tailed)	0.002	0.344	0.782	0.59	0.53	0.416	0.98	0.425	0.009		0
ERS	Pearson Correlation	.533**	-0.128	0.013	-0.041	.325**	.182*	0.105	0.101	0.181	.409**	1
	Sig. (2-tailed)	0	0.091	0.859	0.59	0	0.016	0.164	0.183	0.291	0	

****. A correlação é significativa a 0,01.**

*. A correlação é significativa a 0,05.

b. O tratamento estatístico não pode ser efectuado porque pelo menos uma das variáveis é constante.

Quadro 10.3 Dados do tratamento estatístico de todos os casos em análise

	Média	Desenvolvimento padrão	Número de casos
Idade	43.7955	13.47222	176

Sexo	.84	.367	176
T3 livre	2.8153	1.74322	176
T4 livre	1.4252	1.29664	176
Anti -TPO(ATA)	497.8463	366.68930	175
Tg	27.3705	16.85348	176
Anti -Tg	110.2202	234.74513	176
TSH	5.7125	11.44949	176
ATSH	85.7222	32.00230	36
PRC	1.9691	2.83264	176
ERS	19.9239	13.55820	176

Observando os dados da Tabela 10.3, em termos dos valores de anti-TPO processados estatisticamente no grupo geral, estes apresentam-se elevados com um valor médio de 497,8463 UI / ml, em relação ao intervalo de valores normais, que é de 0-35 UI / ml. Este aumento é significativo e estatisticamente fiável. Existe uma correlação (significativa) de Pearson (significativa) ao nível provável de 0,05 entre TSH e anti TPO ϱ é identificada e reflectida na Tabela 10.2. Isto significa que a tendência na tiroide é uma correlação positiva entre o aumento da concentração de anti-PIO e o aumento da concentração de TSH no soro sanguíneo. Esta correlação é estatisticamente fiável (significativa) para o nível de probabilidade 0,01. O valor deste coeficiente, de acordo com Pearson, é $r = 0,220$ (referido na Tabela 10.2) e reflecte o facto de que, com o aumento das concentrações de anticorpo anti-TPO, a concentração de TSH no soro da amostra do ensaio aumenta.

Considerando a tabela 10.2, existe uma correlação positiva, de acordo com Pearson, com $r = 0,299$ entre a concentração de anticorpos anti-TPO e anticorpos anti-TG. Esta correlação estatisticamente fiável (significativa) para um nível de probabilidade de 0,01 implica que se espera que o aumento da concentração de anticorpos anti-TPO aumente a concentração de anticorpos anti-TG.

Na Tabela 10.3, o valor médio da TSH é de 5,7125p!U / ml. Em comparação com os valores normais de TSH para o método de quimioluminescência que é de 0,4 a 4,2 LIIU / ml, este valor mediano é elevado, o que significa estatisticamente que, em doentes com tiroidite, a TSH está geralmente acima do limite superior dos valores normais.

O valor médio de T4 livre no grupo geral, de acordo com a Tabela 10.3, resulta num valor de 1,4252 ng / dl com um DS (desvio padrão) de 1,2966 ng / dl. Em relação à gama normal de flutuações do T4 livre entre 0,8-1,9 ng / dl, este valor médio encontra-se dentro desta gama.

Os dados da Tabela 10.2, referentes à correlação entre a concentração de T4 livre e os valores de TSH, mostram que existe uma correlação estatisticamente (estatisticamente significativa) ao nível de probabilidade 0,01. O coeficiente de correlação, segundo Pearson, é r = - 0,324, ou seja, negativo significa que com a redução da concentração livre de T4 a concentração sérica de TSH aumenta (mecanismo de feed back negativo) (20,21,96).

A concentração de T3 livre no grupo geral como valor mediano é de 2,8163 pg / ml com um desvio padrão de DS = 1,7432. Tendo em conta o intervalo dos seus valores normais de determinação por quimioluminescência, que é de 1,4-4,2 pg / ml, este valor médio encontra-se dentro do intervalo de valores normais. A concentração de T3 livre no grupo total em relação à TSH no soro sanguíneo tem uma correlação, de acordo com Pearson r = - 0,427. Esta correlação é significativa, estatisticamente fiável, para um nível probabilístico de 0,01. O facto de existir esta correlação negativa implica que ao baixar a concentração de T3 livre no soro sanguíneo, a concentração de TSH neste soro aumenta (mecanismo de feed back negativo) (14,99).

Consultando a Tabela 10.3, verifica-se que a proteína C-reactiva (PCR) apresenta uma média de 1,9691 mg/dl e um desvio padrão de DS = 2,8326, enquanto o intervalo de valores normais para este parâmetro é de 0-5 mg/dl. Da análise dos dados da Tabela 10.2, verificamos a existência de uma correlação entre a proteína C reactiva (PCR) e os anticorpos anti-TSH. O valor desta correlação, de acordo com Pearson, é r = 0,429 e parece estatisticamente fiável para o nível de probabilidade 0,01.

Além disso, observando a Tabela 10.2, verificamos que entre as duas inflamações, a eosinofilia (ERS) e as proteínas C-reactivas, existe uma correlação estatisticamente fiável ao nível de probabilidade de 0,01 (coeficiente de Pearson r = 0,409).

Existe uma correlação estatisticamente fiável, ao nível de probabilidade de 0,01, em que r = 0,325, entre os antioxidantes anti-TPO (ATA) e anti-titulação eritroodimentar (ERS). Isto prova a existência de uma ligação entre os fenómenos inflamatórios e a produção de anticorpos anti-peroxidase anti-TPO.

Após o tratamento global dos dados apresentados nos quadros 10.2 e 10.3, foi necessário um estudo mais pormenorizado dos dados obtidos, com base nos valores de TSH. Os dados gerais foram reagrupados em função dos valores de TSH.

No primeiro grupo, todos os doentes com valores de TSH inferiores ao intervalo normal, ou seja, TSH <0,4 pUi / ml, incluíram 26 doentes.

O segundo grupo inclui doentes com valores de TSH no intervalo normal de 0,4 a 4,2 pUI / ml e inclui 104 doentes do total em análise.

No terceiro grupo, os doentes com concentração de TSH superior ao limite superior dos valores normais, ou seja, TSH> 4,2 pUI / ml, totalizaram 46 doentes.

As estatísticas gerais do processamento matemático-estatístico para o primeiro grupo são apresentadas nos Quadros 10.4 e 10.6

Tabela 10.4 Dados do tratamento estatístico no primeiro grupo de doentes

	Média	Desvio padrão	Nr casess
Idade	48.1923	10.95087	26
Sexo	.88	.326	26
T3 livre	5.2788	2.87553	26

T livre$_4$	2.9618	2.69913	26
Anti-TPO(ATA)	640.1231	343.82381	26
Tg	33.4962	17.16115	26
Anti-Tg	208.8077	331.11288	26
TSH	0.07069	.105040	26
Anti-TSH	101.5800	50.05059	5
PRC	1.9512	1.59883	26
ERS	25.6154	18.49557	26

O valor médio de TSH de acordo com a Tabela 10.4 para o primeiro grupo é de 0,07, enquanto o desvio padrão DS é de 0,105. O valor médio de TSH neste grupo é muito inferior ao limite mínimo dos valores normais de TSH, que varia entre 0,4-4,2 pIU / ml. De um ponto de vista fisiológico, isto significa que estes doentes sofrem de síntese de TSH na hipófise. Esta redução dos níveis de TSH no soro destes doentes é acompanhada por um aumento da concentração sérica de T3 livre e de T4 livre. Dos dados da Tabela 10.4, resulta que o valor médio de T3 livre é de 5,278 pg / ml com um desvio padrão de DS = 2,875 pg / ml, referente ao intervalo normal de T3 livre, que se situa entre 1,4-4,2 pg / ml, Com um valor médio de 2,8 pg / ml, facilmente se verifica que existe um aumento de T3 livre no soro sanguíneo em relação ao intervalo de valores normais.

Relativamente à concentração de T4 livre, de acordo com a Tabela 10.4, neste grupo de doentes, o seu valor médio é de 2,9618 pg / ml com um desvio padrão de DS = 2,6891 pg / ml. Em relação ao valor normal, que oscila entre 0,802,4 pg / dl, com uma média normal de 1,6 pg / dl, o primeiro grupo representa um aumento dos valores seriados de T4 livre.

No que diz respeito aos anticorpos anti-TPO, a sua concentração no soro sanguíneo do primeiro grupo é elevada. O valor médio destes anticorpos é de 640,12 UI / ml, enquanto o desvio padrão da DS é de 343,82 UI / ml. Em comparação com a gama de valores normais, o aumento da concentração de anticorpos anti-TPO é muito elevado.

Do ponto de vista da interpretação dos dados acima referidos, de acordo com os esquemas bioquímicos da clínica, o diagnóstico mais provável dos doentes pertencentes ao primeiro grupo é o de tiroidite subaguda.

Tabela 10.5 Interpretação de acordo com a tabela de dados bioquímicos-clínicos dos doentes com valores de TSH inferiores ao limite mínimo da taxa

Patologia	T4 livre	Livre T 3	TSH	Anti-TPO
Tiroidite subaguda	N ↑	N ↑	N ↑	↑
rupo de estudo ondeTSH <0.4µIU/ml	↑	↑	↑	↑

A tabela 10.6 apresenta o tratamento estatístico da correlação, segundo Pearson, para os dados laboratoriais dos doentes do primeiro grupo, resultando numa concentração sérica de TSH inferior ao intervalo normal, surgindo assim clinicamente com dados clínicos de hipertiroidismo perturbado por Tiroide uterina. A partir dos dados desta tabela podemos constatar o seguinte:

- existe uma correlação positiva, de acordo com Pearson, com um r = 0,819, que é estatisticamente fiável para um nível de probabilidade de 0,01. O aumento da concentração de T4 livre está associado ao aumento da concentração de T3 livre em doentes com soro, onde os valores de TSH são inferiores ao limite do valor normal.

- observa-se a presença de correlações entre os parâmetros de inflamação e os anticorpos anti-TSH (ATSH). Entre estes anticorpos e a proteína C-reactiva (PCR) existe uma correlação positiva muito forte, de acordo com Pearson r = 0,979 e esta correlação é estatisticamente fiável para o nível de probabilidade 0,01.

Ao mesmo tempo, entre os anticorpos anti-TSH (ATSH) e de eritroodimentação (ERS) existe uma correlação positiva muito forte, estatisticamente fiável para o nível de probabilidade 0,01.

A correlação estatisticamente fiável para o nível probabilístico, de acordo com Pearson, é entre estes parâmetros:

- anticorpo-anti-TPO (ATA) e PCR em que r = 0,459
Anti-TPO (ATA) e antigénios ERS em que r = 0,522
-Proteína C-reactiva (PCR) e ERS em que r = 0,555
Em que ATA & CRP * e ATA & ERS **, CRP & ERS **

Quadro 10.6 Correlações do primeiro grupo de acordo com Pearson

		Idade N=26	Sexo N=26	T3 N=26	T4 N=26	ATA N=26	Tg N=26	Atg N=26	TSH N=26	ATSH N=5	PRC N=26	ERS N=26
idade	Pearson Correlação	1	-0.263	0.078	-0.043	0.38	-0.043	-0.014	0.008	0.504	0.262	.664 **

	Sig. (2tailed)		0.195	0.706	0.836	0.055	0.836	0.948	0.97	0.387	0.197	0
Sexo	Pearson Correlação	-0.263	1	-0.12	0.025	0.115	0.181	-0.081	0.138	b .	0.119	-0.227
	Sig. (2tailed)	0.195		0.559	0.904	0.577	0.376	0.695	0.501	0	0.562	0.265
freeT3	Pearson Correlação	0.078	-0.12	1	** .819	0.105	-0.184	0.127	-0.327	-0.53	0.027	-0.05
	Sig. (2tailed)	0.706	0.559		0	0.608	0.369	0.536	0.103	0.359	0.897	0.808
freeT 4	Pearson Correlação	-0.043	0.025	** .819	1	0.149	-0.046	0.01	-0.252	-0.833	-0.144	-0.192
	Sig. (2tailed)	0.836	0.904	0		0.468	0.824	0.963	0.214	0.08	0.482	0.346
Anti-TPO (ATA)	Pearson Correlação	0.38	0.115	0.105	0.149	1	0.335	0.151	-0.053	0.767	* .459	** .522
	Sig. (2tailed)	0.055	0.577	0.608	0.468		0.094	0.461	0.797	0.13	0.018	0.006
Tg	Pearson Correlação	-0.043	0.181	-0.184	-0.046	0.335	1	0.026	-0.025	0.591	-0.091	-0.08

	Sig. (2tailed)	0.836	0.376	0.369	0.824	0.094		0.899	0.903	0.294	0.658	0.696
Anti-T g	Pearson Correlação	-0.014	-0.081	0.127	0.01	0.151	0.026	1	0.108	0.003	-0.122	-0.172
	Sig. (2tailed)	0.948	0.695	0.536	0.963	0.461	0.899		0.599	0.996	0.554	0.4
TSH	Pearson Correlação	0.008	0.138	-0.327	-0.252	-0.053	-0.025	0.108	1	-0.225	-0.19	-0.011
	Sig. (2tailed)	0.97	0.501	0.103	0.214	0.797	0.903	0.599		0.716	0.353	0.957
ATSH N=5	Pearson Correlação	0.504	b .	-0.53	-0.833	0.767	0.591	0.003	-0.225	1	.979**	.964**
	Sig. (2tailed)	0.387	0	0.359	0.08	0.13	0.294	0.996	0.716		0.004	0.008
PRC	Pearson Correlação	0.262	0.119	0.027	-0.144	.459*	-0.091	-0.122	-0.19	.979**	1	.555**
	Sig. (2tailed)	0.197	0.562	0.897	0.482	0.018	0.658	0.554	0.353	0.004		0.003
ERS	Pearson Correlação	.664**	-0.227	-0.05	-0.192	.522**	-0.08	-0.172	-0.011	.964**	.555**	1

Sig. (2tailed)	0	0.265	0.808	0.346	0.006	0.696	0.4	0.957	0.008	0.003	

**. A correlação é significativa a 0,01.

 *. A correlação é significativa a 0,05.

 b. O tratamento estatístico não pode ser efectuado porque pelo menos uma das variáveis é constante.

O segundo grupo, como mencionado acima, inclui todos os pacientes do estudo que têm concentrações de TSH no soro sanguíneo dentro da faixa normal de 0,4-4,2 p UI / ml.

Os valores dos parâmetros laboratoriais deste grupo elaborado são apresentados estatisticamente nos quadros 10.7 e 10.8

Tabela 10.7 Dados do tratamento estatístico do segundo grupo de doentes
Estatísticas descritivas

	Média	Desvio padrão	Nr casess
Idade	41.9712	14.35098	104
Sexo	.81	.396	104
T livre$_4$	2.8503	.57245	104
T livre$_4$	1.3955	.31753	104
Anti-TPO(ATA)	382.1913	351.12376	104
TG	25.0388	16.08415	104
Anti-TG	77.1567	181.51455	104
TSH	1.89999	1.015131	104
ATSH	86.0409	21.52084	22

PRC	1.7158	2.58076	104
ERS	17.5000	11.34713	104

Neste grupo, a concentração média da concentração de TSH no soro sanguíneo é de 1,899p
UI / ml com um desvio padrão de DS = 1,015. Verifica-se facilmente que os valores de TSH se
encontram dentro da gama de valores normais, ou seja, entre 0,4-4,2 pUI / ml.
Ao mesmo tempo, verifica-se que, dentro do intervalo de valores normais, as concentrações séricas
de T3 livre e T4 livre no segundo grupo de doentes são consideradas quando a concentração sérica
de TSH é normal.
O valor médio de T4 livre é de 1,395 ng / dl com um desvio padrão de DS = 0,317 ng / dl, enquanto
que para T3 livre o valor médio é de 2,850 pg / ml com um desvio padrão de DS = 0,572 pg / ml.
Em termos de anticorpos anti-peroxidantes da tiroide, a concentração de anti-TPO (ATA) neste grupo
é elevada, com uma média de 382,1 UI / ml e um desvio padrão de DS = 351,1 UI / ml, sendo o
intervalo normal entre 0-35 UI / ml.
Em valores normais, a concentração de anticorpo anti-tiroglobulina, anti-TG e concentração de
tiorglobulina TG
Dentro do intervalo de valores normais (0-5 mg/dl) encontra-se o valor médio da Proteína C-
Reactiva (PCR) com uma média de 1,715 mg/dl e da Eritrosedimentação (ERS), que representa um
valor médio de 17,00 mm/h.
Consultando a Tabela 10.5, podemos concluir, do ponto de vista laboratorial para este grupo, que se
trata de uma subunidade tiroideia (ATA elevado) com função tiroideia normal (TSH livre T3, T4
livre normal).
Relativamente às correlações entre os parâmetros bioquímicos dos doentes deste grupo, consultando
a Tabela 10.8, podemos afirmar
- existe uma correlação, segundo Pearson, de nível médio, entre a concentração de T3 livre e T4
livre no soro sanguíneo destes doentes. O coeficiente de correlação é positivo r = 0,365 e a
fiabilidade estatística é ao nível da probabilidade 0,01.
- existe uma correlação (sempre de acordo com Pearson), baixa, entre as concentrações de
tiroglobulina TG e a concentração de T3 livre. Esta correlação é positiva com um valor de r = 0,210
e é estatisticamente fiável para o nível de probabilidade 0,05.
- uma correlação positiva baixa, estatisticamente fiável, para o nível de probabilidade de 0,05,
entre a concentração de tiroglobulina TG e a concentração de T4 livre, sendo o valor desta
correlação r = 0,225.
- Entre as concentrações de tiroglobulina TG e os anticorpos antiperoxidase anti-TPO (ATA),
existe também uma correlação cujo valor é r = 0,249, estatisticamente fiável ao nível de 0,05 de
probabilidade.
Em relação aos anticorpos antitiroideus anti-TPO, de acordo com a Tabela 10.8, existem as
seguintes correlações:
- é encontrada uma correlação entre os anticorpos anti-peroxidase anti-tiroideia, anti-TPO (ATA) e
anti-TG antitiroglobulina, sendo o valor desta correlação de r = 0,249 e apresenta uma fiabilidade
estatística ao nível provável de 0,05.
-correlação certa entre os anticorpos anti-TG e a eritroodimentação (ERS), o valor desta correlação
é de 0,213 com um nível de confiança de probabilidade até 0,05.
- uma correlação entre os anticorpos anti-antioxidantes, anti-TPO (ATA), e a eritro-sedimentação
(ERS). O valor desta correlação é r = 0,233 e é estatisticamente fiável para o nível de probabilidade
0,05. Isto implica que, independentemente da normalidade das concentrações hormonais de TSH,
T3 livre e T4 livre neste grupo de estudo, existe um elemento de inflamação e fenómenos auto-

imunes, o que significa que os doentes devem estar em contacto com o endocrinologista e com o laboratório, pois estão amontoados para apresentar alterações da função tiroideia, que se reflectirão em exames posteriores.

Tabela 10.8 Correlação do segundo grupo de pacientes de acordo com Pearson

		Idade N=104	Sexo N=104	livreT 3 N=104	livreT 4 N=104	ATA N=104	Tg N=104	anti Tg N=104	TSH N=104	ATSH N=22	PRC N=104	ERS N=104
Idade	Pearson Correlação	1	-0.052	-0.1	-0.103	0.176	0.088	0.059	0.009	-0.376	0.148	.486**
	Sig. (2 caudas)		0.598	0.312	0.3	0.075	0.375	0.553	0.93	0.084	0.133	0
Sexo	Pearson Correlação	-0.052	1	0.055	0.022	0	-0.033	0.016	-.212*	c .	-0.142	-0.153
	Sig. (2tailed)	0.598		0.582	0.822	1	0.742	0.875	0.031	0	0.149	0.12
freeT3	Pearson Correlação	-0.1	0.055	1	** .365	0.03	.210*	0.178	-0.037	0.268	0.105	-0.002
	Sig. (2 caudas)	0.312	0.582		0	0.761	0.032	0.07	0.713	0.228	0.291	0.986
livreT 4	Pearson Correlação	-0.103	0.022	** .365	1	0.072	.225*	0.137	-0.017	0.132	0.16	-0.05
	Sig. (2tailed)	0.3	0.822	0		0.465	0.022	0.167	0.864	0.557	0.104	0.612
ATA	Pearson Correlação	0.176	0	0.03	0.072	1	0.06	.249*	0.071	-0.167	0.049	.313**

	Sig. (2tailed)	0.075	1	0.761	0.465		0.546	0.011	0.475	0.459	0.625	0.001
anti-T g	Pearson Correlação	0.088	-0.033	.210*	.225*	0.06	1	.229*	0.008	0.198	-0.028	.265**
	Sig. (2tailed)	0.375	0.742	0.032	0.022	0.546		0.02	0.936	0.377	0.777	0.007
Anti -T	Pearson Correlação	0.059	0.016	0.178	0.137	.249*	.229*	1	-0.033	0.003	-0.032	.233*
	Sig. (2tailed)	0.553	0.875	0.07	0.167	0.011	0.02		0.739	0.989	0.744	0.017
TSH	Pearson Correlação	0.009	-.212*	-0.04	-0.017	0.071	0.008	-0.03	1	-0.167	-0.146	0.045
	Sig. (2tailed)	0.93	0.031	0.713	0.864	0.475	0.936	0.739		0.459	0.139	0.649
ATSH	Pearson Correlação	-0.376	c .	0.268	0.132	-0.167	0.198	0.003	-0.167	1	0.082	-0.022
N=22	Sig. (2tailed)	0.084	0	0.228	0.557	0.459	0.377	0.989	0.459		0.716	0.924
PRC	Pearson Correlação	0.148	-0.142	0.105	0.16	0.049	-0.028	-0.03	-0.146	0.082	1	.393**
	Sig. (2tailed)	0.133	0.149	0.291	0.104	0.625	0.777	0.744	0.139	0.716		0

ERS	Pearson Correlação	** .486	-0.153	-0	-0.05	** .313	** .265	.233 *	0.045	-0.022	** .393	1
	Sig. (2tailed)	0	0.12	0.986	0.612	0.001	0.007	0.017	0.649	0.924	0	

**. A correlação é significativa a 0,01.

 *. A correlação é significativa a 0,05.

 b. O tratamento estatístico não pode ser efectuado porque pelo menos uma das variáveis é constante.

O terceiro grupo engloba todos os doentes do estudo que têm uma concentração de TSH no soro sanguíneo acima do limite superior do intervalo de valores normais. Este grupo inclui 46 doentes. O processamento matemático-estatístico dos parâmetros laboratoriais medidos neste grupo é apresentado nas Tabelas 10.9 e 10.10.

Tabela 10.9 Dados estatísticos do terceiro grupo de doentes

	Média	Desvio padrão	Nr casess
Idade	45.4348	12.09160	46
Sexo	.89	.315	46
T3 livre	1.3440	.86602	46
T livre4	.6240	.48696	46
Anti	682.9333	312.00243	46
TPO(ATA)			
TG	29.1796	17.64254	46

A-anti -TG	129.2491	263.56017	46
TSH	17.52043	17.689755	46
ATSH	76.1333	41.85051	9
PRC	2.5522	3.74739	46
ERS	22.1870	13.87752	46

O valor médio da concentração de TSH no soro sanguíneo do terceiro grupo é de 17,52 p UI / ml, com um desvio padrão de 17,68. Em comparação com os valores normais de TSH (0,4-4,2 pUI / ml), notamos um aumento significativo e estatisticamente significativo (significante) da concentração de TSH no soro sanguíneo dos pacientes do terceiro grupo.

A concentração de anticorpos anti-peroxidase anti-TPO no soro sanguíneo neste grupo de doentes é elevada, o seu valor mediano é de 682,93 UI / ml com um desvio padrão de 312,0 UI / ml.

De acordo com os dados da Tabela 10.9, a concentração de T3 livre está no valor médio de 1,344 pg / ml, o intervalo de valores normais é de 1,4-4,2 pg / ml com uma mediana normal de 2,8 pg / ml e desvio padrão de 0,866. É evidente que neste grupo há uma diminuição da concentração de triiodinonina livre, T3 livre.

O mesmo fenómeno acompanha o nível de T4 livre para este grupo de doentes, onde se estima uma média de T4 livre de 0,624 ng / ml, com um intervalo normal de 0,8-1,9 ng / dl e um valor normal médio de 1,35 ng / ml Desvio padrão DS = 0,486.

Relativamente às correlações entre os parâmetros bioquímicos dos doentes deste grupo, consultando a Tabela 10.10, podemos afirmar:

- existe uma correlação secundária entre a concentração seriada de TSH e a concentração de T3 livre. Esta correlação é negativa com r = - 0,451, estatisticamente fiável para um nível de probabilidade de 0,01. A interpretação desta correlação é a seguinte: como consequência da redução da concentração seriada de T3 livre, verifica-se um aumento significativo da concentração sérica de TSH. Do ponto de vista da interpretação clínico-bioquímica, este quadro pertence ao hipotiroidismo (Tabela 10.5).

- Existe uma correlação semelhante entre a concentração seriada de T4 livre e o nível seriado de TSH. O coeficiente de correlação entre o T4 livre e a TSH no terceiro grupo de doentes em análise é uma correlação negativa com r = - 0,493, estatisticamente fiável (sinitativa) para uma probabilidade de 0,01. Antes de baixar a concentração de T4 livre no soro sanguíneo, aumentámos a concentração de TSH. Esta situação também pertence à interpretação do hipotiroidismo clínico-bioquímico.

- Neste grupo de doentes, consideramos uma correlação interessante entre as concentrações de T3 livre e T4 livre no soro sanguíneo. O coeficiente de correlação neste caso é positivo com um r = 0,620, estatisticamente fiável (significativo) para o nível de probabilidade 0,01. Isto significa que, ao baixar a concentração de T3 livre, a concentração de T4 livre diminui.

- na tiroide sub-aguda, observamos o aumento da concentração do anticorpo anti-tiroglobulina, anti-TG. Isto determina a presença de uma correlação entre a concentração de anticorpo anti-tiroglobulina,

anti-TG e a concentração sérica de TSH. O valor numérico desta correlação é r = 0,305, com uma fiabilidade estatística (probatória) de probabilidade até 0,05.
- Na Tabela 10.10, observa-se uma correlação estatisticamente fiável entre a concentração em série de anticorpos anti-tiroideus anti-peroxidase, anti-TPO (ATA) e anticorpos anti-tiroglobulina anti-TG. O valor numérico desta correlação é r = 0,407, a correlação é estatisticamente fiável (significativa) para o nível de probabilidade 0,01.
- Observamos também o facto de os anticorpos anti-TG antitiroglobulina se correlacionarem com a concentração sérica de T4 livre nos doentes do terceiro grupo considerado. Esta correlação tem o coeficiente com o valor negativo r = - 0,309 e é estatisticamente fiável para o nível de probabilidade 0,05.
- Correlação entre o ERR e as proteínas C-reactivas (CRP). O valor numérico desta correlação é r = 0,441, estatisticamente fiável (significativo) para uma probabilidade de 0,01.
Estas correlações são a base para julgar que, no terceiro grupo, o hipotiroidismo primitivo é a consequência de processos auto-imunes e inflamatórios.
De acordo com os esquemas interpretativos bioquímico-clínicos, o aumento das concentrações séricas de TSH e o aumento da concentração sérica de anti-TPO (ATA) pertencem a 2 (duas) patologias (99);
- tiroidite crónica autoimune,
- subaguda secundária da tiroide,
Deste ponto de vista, é importante analisar o nível sérico de T3 livre e T4 livre no soro sanguíneo dos doentes deste grupo.
De acordo com os dados da Tabela 10.9, a concentração de T3 livre e T4 livre é representada por valores baixos.
Este quadro pertence ao hipotiroidismo primitivo adquirido, que está sempre associado a valores elevados de TSH. O hipotiroidismo primitivo adquirido, associado a valores elevados de TSH, é uma consequência destas situações patológicas:
- tiroidectomia
- Terapia com iodo radioativo J131
- Sobrelotação com os antitiroidistas de síntese
- Sub-tiroidite
- Autoimune pós-tiroidite
No caso do terceiro grupo de doentes, estamos perante uma tiroidite subaguda, pois observamos uma concentração muito elevada de antiperoxidase anti-TPO, anti-TPO no soro sanguíneo.

Tabela 10.10 Correlação do terceiro grupo de pacientes de acordo com Pearson

		Idade N= 46	Sexo N= 46	T3 livre N= 46	freeT 4 N=46	ATA N= 46	Tg N= 46	anti Tg N= 46	TSH N= 46	ATSH N=9	PRC N= 46	ERS N= 46
Idade	Pearson Correlação	1	-0.005	0.139	0.029	-0.178	-0.06	-0.155	0.061	-0.477	* .365	** .563
	Sig. (2 caudas)		0.975	0.356	0.848	0.241	0.693	0.304	0.688	0.194	0.013	0
	Pearson Correlação	-0.005	1	0.121	0.123	-0.223	0.008	-0.273	-0.28	c .	-0.034	-0.133

Sexo	Sig. (2 caudas)	0.975			0.422	0.414	0.14	0.956	0.066	0.063	0	0.82	0.38
	Pearson Correlação	0.139	0.121	1	.620 **	-0.041	-0.007	-0.209	-.451	-0.621	0.03	-0.146
T3 livre	Sig. (2 caudas)	0.356	0.422		0	0.788	0.963	0.164	0.002	0.074	0.842	0.332
	Pearson Correlação	0.029	0.123	** .620	1	-0.071	-0.076	-.309 *	-.493	-0.321	-0.034	-0.061
FreeT4	Sig. (2tailed)	0.848	0.414	0		0.645	0.614	0.037	0.001	0.399	0.821	0.688
Anti-	Pearson Correlação	-0.178	-0.223	-0.041	-0.071	1	0.091	.407 **	0.135	0.463	-0.199	-0.004
TPO(ATA)	Sig. (2tailed)	0.241	0.14	0.788	0.645		0.551	0.006	0.378	0.209	0.189	0.978
	Pearson Correlação	-0.06	0.008	-0.007	-0.076	0.091	1	0.161	-0.03	-0.132	0.198	0.114
Tg	Sig. (2tailed)	0.693	0.956	0.963	0.614	0.551		0.285	0.854	0.734	0.186	0.451
	Pearson Correlação	-0.155	-0.273	-0.209	-.309 *	.407 **	0.161	1	.305 *	0.594	0.036	0.064
Anti-Tg	Sig. (2tailed)	0.304	0.066	0.164	0.037	0.006	0.285		0.039	0.091	0.81	0.671
	Pearson Correlação	0.061	-0.276	-.451	-.493	0.135	-0.028	.305 *	1	0.017	-0.012	0.12

TSH	Sig. (2tailed)	0.688	0.063	0.002	0.001	0.378	0.854	0.039		0.966	0.936	0.426
	Pearson Correlação	-0.477	c .	-0.621	-0.321	0.463	-0.132	0.594	0.017	1	0.572	-0.464
ATSH N=9	Sig. (2tailed)	0.194	0	0.074	0.399	0.209	0.734	0.091	0.966		0.107	0.208
	Pearson Correlação	.365*	-0.034	0.03	-0.034	-0.199	0.198	0.036	-0.01	0.572	1	.441**
PRC	Sig. (2tailed)	0.013	0.82	0.842	0.821	0.189	0.186	0.81	0.936	0.107		0.002
	Pearson Correlação	.563**	-0.133	-0.146	-0.061	-0.004	0.114	0.064	0.12	-0.464	.441**	1
ERS	Sig. (2tailed)	0	0.38	0.332	0.688	0.978	0.451	0.671	0.426	0.208	0.002	

**. A correlação é significativa a 0,01.

*. A correlação é significativa a 0,05.

b. O tratamento estatístico não pode ser efectuado porque pelo menos uma das variáveis é constante.

Correlação entre o tamanho da glândula tiroide TSH, ATA, Street e aspectos ecográficos

Os doentes foram submetidos a um exame e a um exame de ultra-sons, em que se considera o tamanho da glândula tiroide, que é avaliado pela sua presença:

- aumento da tiroide ,

-tiroide de tamanho normal e

-tireoide reduzida .

Além disso, outros elementos tidos em consideração são a presença de STRI, a presença de múltiplos raros e pseudonodevos, a forma de borboleta hipoecogénica, a presença de lóbulos hipoecogénicos e a presença de lóbulos izoecogénicos.

O quadro seguinte apresenta os dados relevantes

Quadro 10:11 Declarações de dados imagiológicos e laboratoriais

Madhesia e tiroides	T S H	ATA	Stria Ne Ekog rafi	Të dhënat ekografike

	normal	I ulët	I lartë	normal	I lartë		Pseudonodo Të iralla dhe multiple	Flutur hipoecogénico	Hipoecogén io do lóbulo	Lóbulo izoekogene
E rritura 87 raste	57	15	15	12	75	10	73	2	2	-
Normal 33 raste|	21	4	8	10	23	6	22	2	2	1
E zvogeluar 56 raste	35	-	21	8	48	17	25	8	4	2

De acordo com o tamanho da garganta:
-Com bócio foram 87 casos ou 49,5%,
-Com tiroide de tamanho normal 33 casos ou 18,8%,
-Com redução da tiroide 56 casos ou 31,7%.

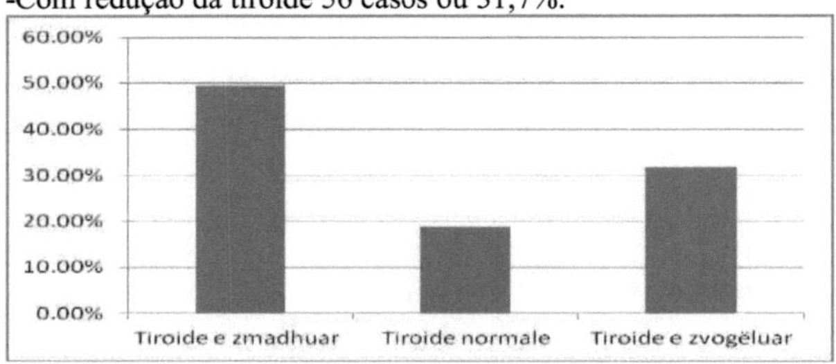

Figura 10.1 Gráfico da distribuição dos operandos da tiroide

Nos casos de nota Strum:
- TSH normal 57 casos ou 65,4%
- TSH baixo 15 casos ou 14,3%,
- TSH elevado 15 casos ou 14,3%

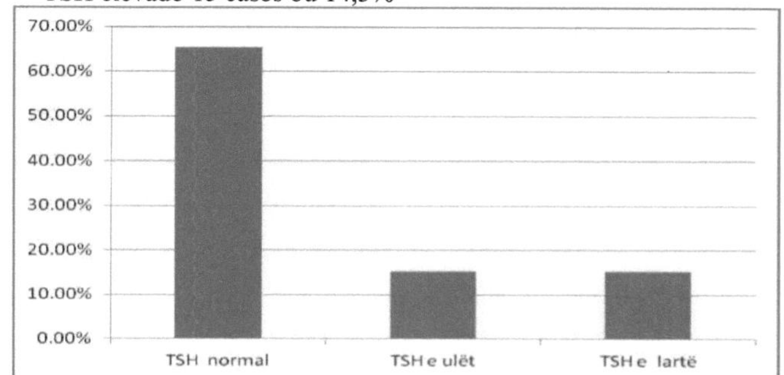

Figura 10.2; Gráfico de TSH numa tiroide aumentada

- A presença de ATA elevada em 75 casos ou 86,2%, -Eles normais em 12 casos ou 13,8%.

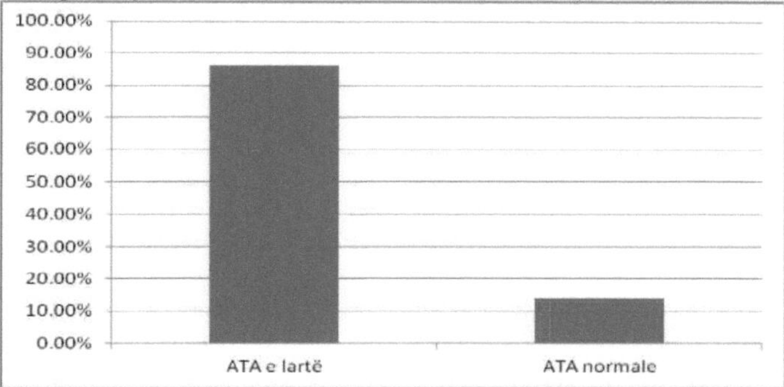

Figura 10.3 Gráfico dos valores de anti-TPO numa tiroide aumentada
-presença Rua em 10 casos ou 11,5%
- Pseudonodo raro e casos múltiplos ou 73 (83,9%),
- Hipoecogénito em forma de baturflay ou 2 casos (2,3%),
- Lob hipoecogénico ou 2 casos (2,3%).

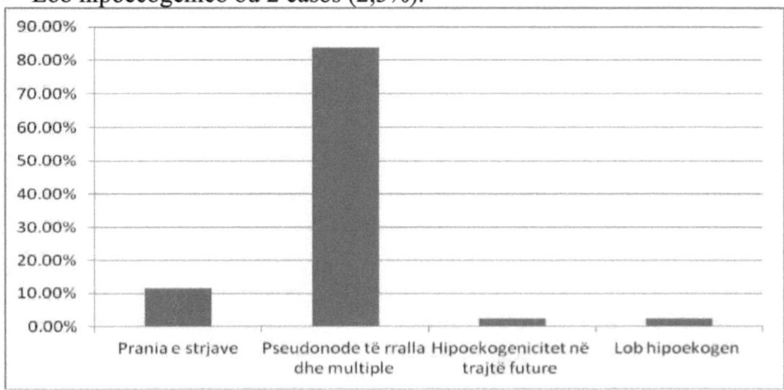

Figura 10.4 Gráfico da presença de Stri numa tiroide aumentada

Nos casos em que o tamanho da glândula tiroide é normal, concluiu
-TSH anormal ou 21 casos (63,6%),
- TSH baixo ou 4 casos (12,1%),
- TSH elevado ou 8 casos (24,3%).

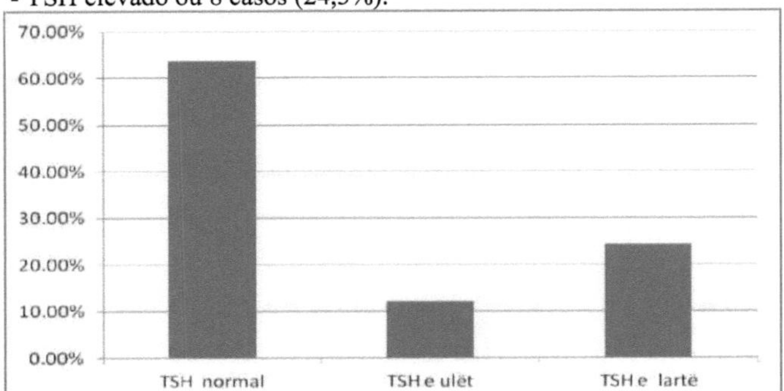

Figura 10.5 Gráfico do nível de TSH com tamanho normal da tiroide
-A presença de ATA anormal foi registada em 10 casos (30,3%), dos quais em 23 casos (69,7%).
- A presença de ATA normal foi registada em 10 casos, ou (30,3%), - dos quais em 23 casos (69,7%).

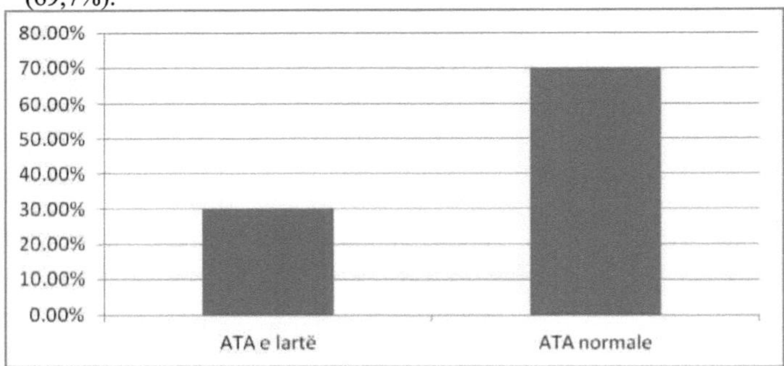

Figura 10.6 Gráfico de anti-TPO na presença de tamanho normal da tiroide

presença de grelha 6 casos (18,2%),
- Pseudonodo múltiplo raro e 22 casos (66,7%),
- hipoecogénico em forma de buterflay 2 casos (6:05%),
- lobo hipoecogénico 2 casos (6:05%).
- lobo izoecogénico 1 caso (3%).

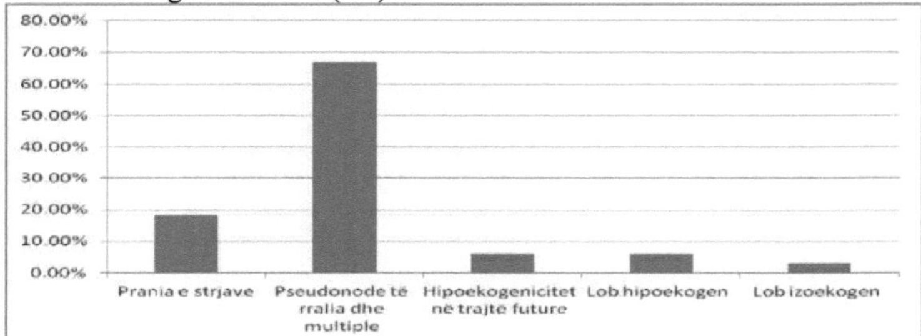

Figura 10.7 Gráfico Presença de estrias na tiroide com tamanho normal

Em casos de redução do tamanho da glândula tiroide concluída:
-TSH normal ou 35 vezes (62,5%), - TSH baixo ou nenhum caso (0%), - TSH elevado ou 21 casos (37,5%).

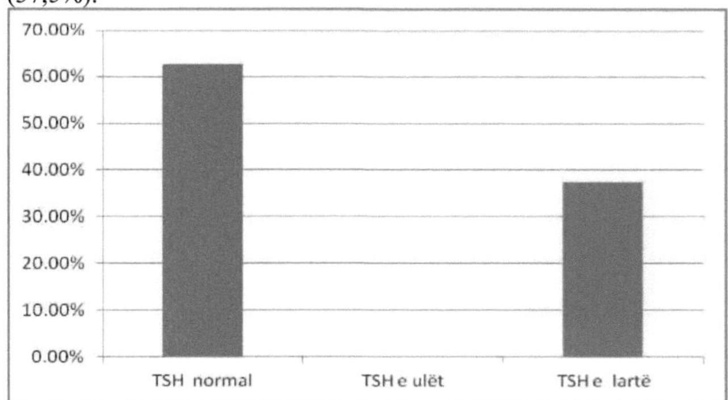

Figura 10.8 O gráfico reduz o TSH da tiroide

a presença de ATA anormal verificou-se em 8 casos (14,3%), - a presença de ATA com valores mais elevados em 48 casos (85,7%).

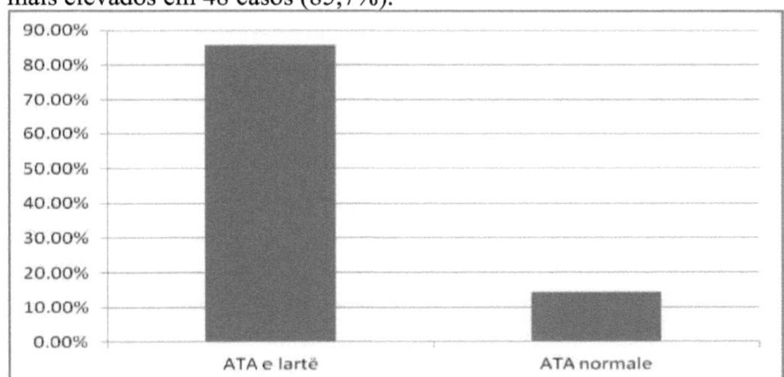

Figura 10.9 Gráfico de anti-TPO na tiroide diminuída
- presença da rua em 17 casos (30,35%),
-   Pseudonodo raro e múltiplo em 25 casos (44,6%),
-   A forma de borboleta hipocegénica é encontrada em 8 casos (14,3%),
-   Lob hipoecogénico em 4 casos (15,7%),
-   Lob izoecogénico em 2 casos (3,6%).

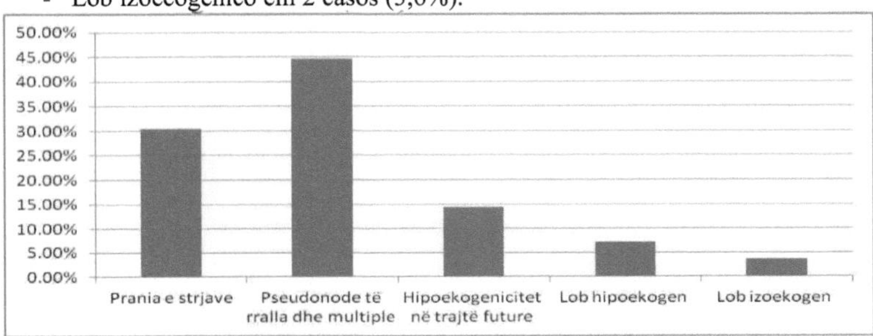

Figura 10:10 Gráfico de agitação na presença de tiroide reduzida

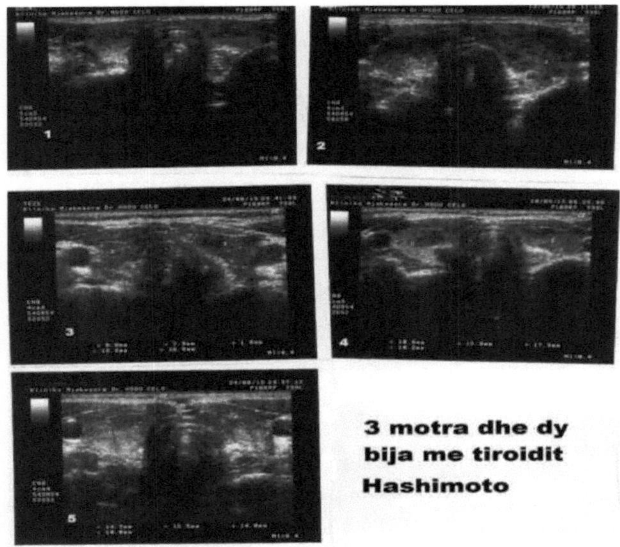

Três marinheiros e duas raparigas numa família com Hashimoto

Conclusões

- 26 doentes, ou seja, 14,7% do total do grupo estudado, representam uma hipertiroidose, com um valor elevado da concentração seriada de T3 e T4 livres e uma diminuição da concentração seriada de TSH. Nestes doentes, a concentração em série dos anticorpos antitiroideus antiperoxidase, anti-TPO, e do anticorpo antitiroglobulínico, anti-TG, é várias vezes superior ao limite superior da gama de valores normais.

- 104 pacientes, ou 59% do total do grupo de função da tiroide é armazenado, como o nível de concentração em série de TSH, T3 livre, T4 livre são normais. A concentração de anticorpos antitiroidianos antiperoxidaze, anti-TPO é elevada, enquanto a concentração antirupave antitiorglobulinic anti - TG parece normal.

- em 46 doentes, ou seja, 26,3% do grupo total, encontra-se um hipotiroidismo primitivo, em que a concentração em série de T3 livre e T4 livre se encontra reduzida, enquanto a concentração em série de TSH apresenta valores mais elevados. Neste grupo de doentes, a concentração em série de anticorpos antitiroideus antiperoxidase, anti-TPO é muito elevada, e a concentração de anticorpos antitiroglobulínicos anti-TG foi mais elevada.

Recomendações

1-Como a parte principal dos doentes a considerar domina as mulheres, sugerimos uma colaboração e melhor comunicação com os especialistas endocrinologistas e ginecologistas a considerar durante a gravidez perseguindo a possibilidade de identificar esses contingentes, que a própria gravidez pode favorecer o aparecimento de disfunção tiroideia, ou pode atipreoxidaze presença de anticorpos ou antitiroglobulínicos com níveis hormonais normais, mas que estão em risco de apresentar disfunção tiroideia. Outro contingente de mulheres está a emergir que pode estar, por não se ter conseguido diagnosticar precocemente, na fase de hipotiroidismo, mas que pode ser interpretado como condição clínica de confinamento, pelo que seria aconselhável o acompanhamento 18 meses pós-parto.

2-Cuidados devem ser rede de duas famílias de pacientes identificados com a natureza como a presença de anticorpos anti-TPO e anti-Tg, deve ser submetido ezaminimeve a primeira geração, pelo menos.

3-O estudo concluiu que 60,6% dos casos apresentados à consulta apenas o pedido de TSH não será diagnosticado e certamente sem medicação número de evolução para hipotiroze seria o maior, e certamente as jovens mães sem medicação Teremos consequências tanto para a mãe quanto para o feto e seu futuro. Além disso, sobrecarga e frio gravídico e, como resultado de grandes exigências hormonais aparecem sinais transitórios hipotireozes, que precisam de tratamento com T4 nascido.

4-Nos casos incluídos no estudo predominam aqueles com TSH normal e ATPO elevada, que dominam as idades entre os 20 e os 60 anos.

- Os casos de dados de ultrassom para tiroidite crónica têm todos anti-TPO adulto.

- Por mais que muitos casos não sejam detectados, surge um rastreio selecionado para casos de maior risco:

Casos seleccionados para rastreio

a) Solicitar TSH, T4 livre e ATA à ecografia da tiroide em todos os casos suspeitos de hipotiroidismo.

b) Efetuar estes testes (TSH, T4 livre, ATA, EKO) em todas as doenças auto-imunes.

c) Estes exames para se tornarem todos os casos parecem distireoza.

d) Efetuar estes quatro testes em mulheres grávidas, no pós-parto e, pelo menos, até 18 meses após o parto.

e) examinou estes testes de redes de parentesco de doentes com tiroidite de Hashimoto.

f) Estes testes são analisados quando os doentes, em tempo frio, têm dores musculares e articulares, e quando não são detectados testes reumáticos.

g) Todos estes rastreios devem ser objeto da cooperação do médico de família, do médico endocrinologista, do ginecologista e da sua colaboração mais estreita com o serviço de laboratório.

Referência

Hipotireoze (De acordo com as "Directrizes da Associação Americana da Tiroide para o diagnóstico e tratamento da doença da tiroide durante a gravidez e o pós-parto", de 2011
O manual merk fq 97
Totozani D, prof dr Qamirani S :Anatomia normale e njeriut 2001 fq 122-127
Qigo.S Histologjia. Gjendratiroide 1984,f381
Gayno, I.F. Thyroid et surcharge iodees. Paris 1985 p- 10-68
Joan Bauer, Fiziologjia e njeriut fq 239
Parimetemjeksis sepergjitheshme1988
Gjyzari A, Thoma E; Biokimia mjekesore ,tekst mesimor, 172-179; 2011
Minga Gj,Ndrepepa Gj; Bazat e biokimisw mjekwsorw , 1987
Buzo S, Kolpepaj R ; Biokimia klinike,tiranw 2007;203-2012
Parimet e mjekwsisw sw pwrgjithwshme vol 2 ;1988;3-11;45-71
Jean Hazard ,Leon Perlemuter 1996, Endokrinologjia fq 156-159
YlliA,Agaci F 1999:Endokrinologjia,diabetologjia,metabolizmi fq142-153
Parimet e mjekesise interne; grup autoresh volume II ;913-936;2002
Besser GM; Clinical endocrinology ed 2 1994 mosby
Ladenson PW; Thyroid association gudlines for detection of thyroid dysfunction ;2000
: Jean Hazard ,Leon Perlemuter ; Endokrinologjia 1996, 14-16,32-48,144-232
Chorpa IJ ;Vias de metabolismo da hormona tiroideia.1978
Guenard H ;Fiziologjia e njeriut pjesa e dytw 1997;260-268
prof. Adhmi J, Dauti S, Doci S, prof. Hoxha F, Kostaqi M, Peci h, doc. Popa Y, doc. Rusi H, doc. Serani D: Trakatati i semundjeve te brendeshme vol II 399-487,1974
Princípios de medicina interna, vol 1-2, 2002, 14ª edição
JACQUES WALLACH Interpretação dos testes de diagnóstico, 7ª edição, 2000
Christianse NJB; tiroxina sérica na fase inicial da tiroidite subaguda ,64-359,1970
BIOQUÍMICA CLÍNICA 5-EDIÇÃO 2013.FQ 89-94
Woeber KA, Ingbar SH; as interacções das hormonas da tiroide com as proteínas de ligação, vol 3 1973
NEJ:Deficiência de tiroide materna durante a gravidez e desenvolvimento neuropsicológico subsequente da criança,1999,fq 549-557
Schimmel M, Utiger RD; produção tiroideia e periférica de hormonas tiroideias.1977
Klement Shteto; biokimia ne praktiken klinike;248-298;1975
Christianse NJB; tiroxina sérica na fase inicial da tiroidite subaguda ,64-359,1970 herve guenard ;fizioigjia e njeriut pjesa e dytw 1997;260-268
Herve Guenard ;fizioigjia e njeriut pjesa e dytw 1997;260-268
Selenkow HA, Birnbaum MD, hollander Cs ;Thyroid function and dysfunction during pregnancy,Clini Obstet Gynecol 16:66.1973
Sobrancelha
n J : doenças auto-imunes da tiroide - doença de Grave e doença de Hashimoto 88;379,1978
FRANCES FISCHINBACH; um manual de testes laboratoriais e de diagnóstico 7 edição viti 2004,fq 446-591
Roti E, Emerson CH ;Revisão clínica 29; tiroidite pós-parto ,J Clin Endo Metab 74;3,1992
Demers LM, Spencer CA; Laboratory medicin practice guidelines, laboratory support for the madiagnosis and management of thyroid disease
Vanderpump MPJ et al;Directrizes médico-cirúrgicas da AACE/AAES para a prática clínica;Endocrine Pract 71-1203,2001
Livolsi VA;tiroidite pós-parto;a patologia desvenda-se lentamente 100-93,1993
Dofman SG;tiroidite indolor e hipertiroidismo transitório sem bócio;1997
Harris e outros

Regmi S, Sligl W, Carter D, Grut W, Seear M: Um estudo controlado da depressão pós-parto entre mulheres nepalesas: validação da Escala de Depressão Pós-parto de Edimburgo em Karthmandu 2002;378-382
Stockigt JR;orientações para o diagnóstico e monitorização das doenças da tiroide;doenças não tiroideias;42-188,1996
Ladenson PW;thyroid association gudlines for detection of thyroid dysfunction ;2000
Wolff J :Transporte de iodeto e outros aniões na glândula tiroide ,physiol rev 44-45 ;1964
DeGroot LJ,Niepomniszcze H;biossíntese das hormonas da tiroide;aspectos básicos e clínicos
prof. Bekteshi S, pediatria vol II, 1974;454-467
Peci H ;swmundjet endocrine metabolike ;75-137; 1986
OXFORD HAND BOOK de medicina clínica 8-edição fq 208-2016
FISCHINBACH F; a manual of laboratory and diagnostic test 7 edition viti 2004,fq 446-591
STYER L biochemistry, segunda edição, 1981
Shauna C.Anderosn, Susan Cockayne ; química clínica fq 493-517
LAWRENCE A.KAPLAN,AMADEO J.PESCE,STEVEN C.KAZMIERCZAK ;bioquímica clínica 4-edição,2003FQ 64-78,83-106,246-264,809-849
Butt Wr editor; practical immunoassay, Nova Iorque, 1984, Marcel Dekker
Self CH ,Dessi JL ,Winger LA ;imunoensaios ultra-psecíficos para pequenas moléculas , funções das etapas de lavagem e formatos de ligação múltiplos 1996
Brewer JM,Pesce AJ ,Ashworth RB ,editores : Técnicas experimentais em bioquímica 1974
Narayanan S :Principales and applications of laborat ory instrumentation chicago 1989
Ritchie RF ,editor: Automated immunoanalysis,parts 1 and 2 ,New York 1978
Rose NR et al, editores ;Manual of clinical laboratory immunology ed 5,New York 1978
Porstmann T,Kiessig ST;Técnicas de imunoensaio enzimático;uma visão geral,J Immunol Methods 1992
Kemeny DM ,Chaldacombe SJ;ELISA and other solid phase immunoassays,New York 1988
Butler JE ;a imunoquímica dos ensaios de imunoabsorção enzimática em sanduíche de fase sólida 1987
Avrameas S, Amplifikation systems in immunoenzymatic techniques ,150-173 ,1987
Pesce AJ, Michael JG:Artefactos e limitações do imunoensaio enzimático, J Immunol Methods ,1992
Lamb DA ;Efeitos operacionais da automatização total do laboratório,clinical Leadership Manage rev 14-173,2000
Hemmil Ada L :Fluoroimunoensaios e ensaio imunofluorométrico ,Clinic Chemi 31359, 1985
Lorain J.A e Bell E.T;Hormones assays and their clinical applications ed 4 1976
LIPPINKOTT WILLIAMS @WILKINS:handbook of diagnostic test ,viti 2003 ,fq 74,fq 284
Frase CG ; Especificações de qualidade. Métodos de avaliação em medicina laboratorial, Nova Iorque 1993
Jolly MD: Imunoensaio de polarização de fluorescência, Clini Chemistry 27-1190, 1981
Wehry FL,Modern fluorescence spectroscopy,Nova Iorque 1976
Spenser RD :Fluorescence polarization,Nova Iorque ,1981 Marcel Dekker
Instrumento manual do utilizador Minividas
Kubasik N :Il dosaggio enzimoimmunologico e fluoroimmunologico 3-70 ,1988
Cingolani M ;manual di ematologia e citologia ematologica 35-41 ,1987

National committee for clinical laboratory standarts; procedimentos normalizados aprovados para a colheita de amostras de sangue para diagnóstico 1982

Comité Nacional de Normas Clínicas 1985 NCCLS

76-Comité Nacional de Normas Clínicas 2001 NCCLS

SNYDER - MARY A. WILLIAMSON: interpretação de testes de diagnóstico - nona edição, 2001, fq 346-350,fq657-664

STEPHEN J. McPHEE, MAXIBE A. PAPADAKIS current medical diagnosis & treatment, 2007

Gosling JP, Reen DJ : Immunotechnology, Londres 1993

Keren DF: Eletroforese de alta resolução e imunofixação ed 2, Boston 1994

Bauer J : Clinical laboratory method ed 9, Londres 1982

Pasquinelli F ; manuale per tecnici di laboratorio;1971;69-70,210-219;975-980;754-762

Liti M, Leskoviku S, Buzo S, Shteto K; Metodat e hulumtimit ne biokimine mjekesore te aplikuar, 1982

Faneti G :Emostasi:fisiopatologia e diagnóstico ,3-64,1989

Nemerson Y ;Tissue fator anf haemostasis,Blood 1988

Análise das cadeias leves livres no soro 6ª edição 2010

Whitcher JT , Perri DE ; Métodos nefelométricos, 1992

Nishikawa T, Kubo H, Saito M ; Imunolo Methods,1979

Hoxha A, Korbeci B, Ylli Z; imunologjia 1990

Manual do utilizador do analisador Minividas

Scholmerich J:Bioluminescence and chemiluminescence new preespectives Nova Iorque, 1987

Jaffe HH,Orichin M:Teoria e aplicações da espetroscopia de ultravioleta ,1966

Frances Fischinbach; a manual of laboratory and diagnostic test 7 edition viti 2004,fq 863-887

Kremkaw FW ;Diagnostic ultrasound principales and instruments 6-th,Philadelphia 2002

Bluth EI;Ultrasound a practical approach to clinical problems Nova Iorque 2000

Amino N, Miyai K, Kuro R, Tanizawa O, Azukizawa M, Takai S, Tanaki F, Nishi K, Kawashima M, Kumahara Y ; Hipotiroidismo transitório pós-parto: catorze casos com tiroidite autoimune.1977.157-159

Fein HG, Goldman JM, Weintraub BD ; Tiroidite linfocítica pós-parto em mulheres americanas: um espetro de disfunção da tiroide ,1980 .504-510

Lazarus JH Thyroid disorders associated with pregnancy: etiology, diagnosis, and management. 2005.31-41

Trbojevic B, Djurica S.; Diagnosis of autoimmune thyroid disease.2005,25-33

Gilmour J, Brownlee Y, Foster P, Geekie C, Kelly P, Robertson S, Wade E, Braun HB, Staub U, Michel G, Lazarus JH, Parkes AB ; A medição quantitativa de auto-anticorpos contra a tiroglobulina e a peroxidase da tiroide através de imunoensaios automatizados baseados em micropartículas na doença de Hashimoto, na doença de Graves e num estudo de acompanhamento da doença da tiroide pós-parto. Clin Lab. 2000;46(1-2):57-61

Inukai T, Takemura Y Anticorpo anti-tiroideia peroxidase.1999, 1819-23

Trbojevic B ; Doença subclínica da tiroide - devemos tratar, devemos fazer o rastreio? 2003.467-473

Schindler AE; Thyroid function and postmenopause. Gynecol Endocrinol. 2003 Feb;17(1):79-85

. Mann K, Janssen OE. Hipotiroidismo subclínico - que nível de TSH é uma indicação para substituição? 2006 Mar 2;148(9):26-9

. Haddow JE[1] , Palomaki GE, Allan WC, Williams JR, Knight GJ, Gagnon J, O'Heir CE, Mitchell ML, Hermos RJ, Waisbren SE, Faix JD, Klein RZ ; Maternal thyroid deficiency during pregnancy and subsequent neuropsychological development of the child, 1999 Aug 19;341(8):549-55

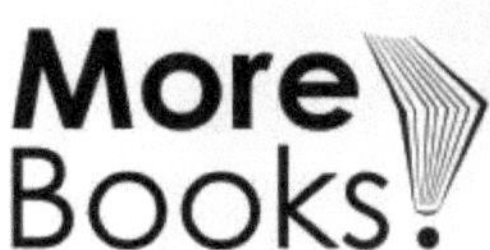

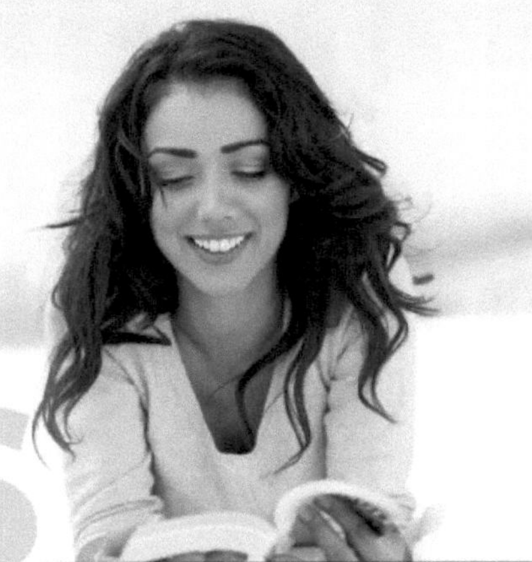

yes

I want morebooks!

Buy your books fast and straightforward online - at one of world's fastest growing online book stores! Environmentally sound due to Print-on-Demand technologies.

Buy your books online at
www.morebooks.shop

Compre os seus livros mais rápido e diretamente na internet, em uma das livrarias on-line com o maior crescimento no mundo! Produção que protege o meio ambiente através das tecnologias de impressão sob demanda.

Compre os seus livros on-line em
www.morebooks.shop

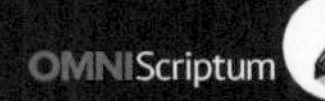

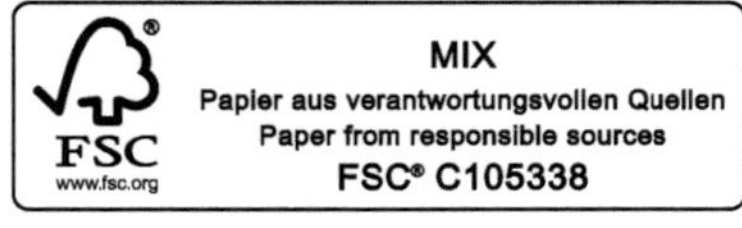

Printed by Books on Demand GmbH, Norderstedt / Germany